# 中国农民卫生保健丛书

# 外出打工
# 健康必读

主 编 薛元坤

编 著 薛元坤

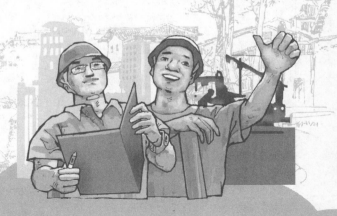

人民卫生出版社

图书在版编目（CIP）数据

外出打工健康必读 / 薛元坤主编 . —北京：人民卫生出版社，2016

（中国农民卫生保健丛书）

ISBN 978-7-117-23672-0

I. ①外… Ⅱ. ①薛… Ⅲ. ①农民 – 保健 – 基本知识 – 中国 Ⅳ.①R161

中国版本图书馆 CIP 数据核字（2016）第 271088 号

| 人卫社官网 | www.pmph.com | 出版物查询，在线购书 |
|---|---|---|
| 人卫医学网 | www.ipmph.com | 医学考试辅导，医学数据库服务，医学教育资源，大众健康资讯 |

中国农民卫生保健丛书

**外出打工健康必读**

主　　编：薛元坤
编　　著：薛元坤
出版发行：人民卫生出版社（中继线 010-59780011）
地　　址：北京市朝阳区潘家园南里 19 号
邮　　编：100021
E - mail：pmph @ pmph.com
购书热线：010-59787592　010-59787584　010-65264830
印　　刷：三河市潮河印业有限公司
经　　销：新华书店
开　　本：889 × 1194　1/32　印张：4.5
字　　数：79 千字
版　　次：2016 年 12 月第 1 版　2016年 12月第 1 版第 1 次印刷
标准书号：ISBN 978-7-117-23672-0/R·23673
定　　价：15.00 元
打击盗版举报电话：010-59787491　E-mail：WQ @ pmph.com
（凡属印装质量问题请与本社市场营销中心联系退换）

## 序

　　农村健康教育工作关系到农民群众的健康,是农村社会发展的重要保证,是农村社会主义精神文明建设的重要环节。在农村开展健康教育工作,增强农民的自我保健意识和能力,有利于提高农民的健康水平,进而促进农村精神文明的建设和整体健康水平,构建和谐社会。

　　十年前,原卫生部、科技部组织专家编写了针对农民群众的《中国农民卫生保健丛书》,为广大农民送去了健康知识,深受农民群众的欢迎。随着新农村农民群众生活水平的不断提高,生产、生活模式发生了翻天覆地的变化,普及与农民现代新生活紧密相连的健康知识是当务之急。为此,在已出版的《中国农民卫生保健丛书》的基础上,我们针对现代农民新的健康问题增加了新的分册,以给农民群众提供新的权威、科学、实用的健康生活指导。

　　张家港市澳洋医院作为江苏省首家通过第五版JCI认证、中国民营医院百强和中国百家"好口碑"医院,为广大农民服务是其服务基层的重要内容之一；长期以来积极开展农村健康教育工作，经验丰富、成效显著，一直致力于为包括广大农民在内的社会群体提供优质便捷的健康医疗服务，始终坚持"回报社会，造福桑梓"的办院理念，我们组织了一批专业水平高、医疗经验丰富、长期从事医学科普健康教育的专家，精心编写了本套丛书，丛书结合当前农民现代新生活中特有的健康问题，进行了科学、生动、简明和实用的讲解，将先进的医学知识转化为农民大众看得懂、学得会、用得上的健康知识和良师益友。

墨香传健康。我们期望这套丛书能够帮助农民朋友们学会把健康牢牢地掌握在自己手中，实现"治未病，不生病"的愿望，不断提高健康水平，成为"中国梦、健康梦"的惠及者。

张家港市澳洋医院

董事长　朱宝元

2016 年 6 月

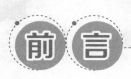

前言

　　随着我们国家改革开放的不断发展,大量的农村劳动者走出家门,参与到城市建设中去,他们为国家的建设做出了很大贡献。在现代工业化建设中,由于农民对如何保护自身的健康还缺乏必要意识和知识,不少人对卫生保健知识和自我保健的方法知之不多。他们全身心地努力劳动,拼命干活,赚钱养家,但却忽略了保护身体健康的问题。有的不遵守劳动规章制度和操作规程,有的不熟练劳动操作过程,有的不注意自身的劳动保护,有的看不懂相关的安全生产说明,有的粗心大意,不以为然等,结果造成身体伤残,甚至人身伤亡事故,给个人和家庭带来无穷的痛苦。

　　为了使农民工在外出打工时身体健康,安全生产,防止伤害事件的发生,真正做到劳动致富,安心赚钱,不断提高生活水平。我们编写了本书,目的是为外出打工者提供保护健康的好方法。

　　本书共讲解了7大方面的问题,重点是:没有健康怎么能赚钱;如何才能有健康的身体;生活中和工作中很多有用的卫生和自我保健常识;怎样预防职业病;

如何应对突发急症;遇到自然灾害时怎样自救和逃生;
讲解了外出打工如何保持好心态等。全书内容丰富,
好读,好懂,好查,而且好用。出门打工一定要记着带
上它。

编著者

2016 年 6 月

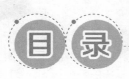

# 目录

## 三、识别职业病，避免害身体

## 四、看懂安全标记，事故才能少

## 五、加强岗位防护要靠自己

## 六、如何应对突发情况

## 七、摆脱贫困，心里要有个底

# 没有健康，怎么能赚钱

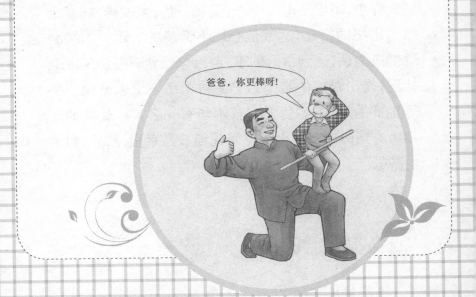

## 1. 什么是健康

大部分人都把身体上无病无痛作为健康的主要指标。实际上,这并不全面,还要加上心理上的健康,才是真正的健康。心理健康一般是指人们与生活环境之间保持着良好的协调和适应能力。也就是说,遇到任何困难和麻烦时,自己的情绪不会失衡,都能以当前社会所认可的行为准则,就是一个人不管遇到何种困难和挫折,都能想得开,还能保持冷静的头脑,平静的心情,想出好办法来解决问题,这就是心理健康。如果遇到一件事,不管三七二十一,头脑一热,大发脾气,甚至做出出格的行动,这就是心理不健康的表现。如果心理健康的话,遇到再大的事,自己总归会想办法来准确处理,得出最好的结果。健康对于每一个人来说是头等重要的事,著名哲学家叔本华有句名言:"健康的乞丐比有病的国王更幸福。"可见健康是幸福、欢乐、财富的基础。

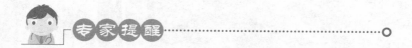

专家提醒

没有健康,再多的钱也无用。

## 2. 健康有标准吗

我们要求的健康包含着两个内容,一是身体健康,二是心理健康。身体上没有病才能够正常地劳动和学习,是心理健康的基础,而心理健康又是身体健康的保证。没有心理健康,就没有身体上的健康。健康的心理可以维持人的正常情绪,维护人的正常生理活动以适应外来的各种刺激。

**健康的生理标准:**

(1)有健壮的身体,充沛的精力,能从容不迫地应付日常生活和工作,就是有一点压力,也不感到过分紧张。

(2)每天心理状况良好,处事乐观,态度积极,乐于承担责任。

(3)干活时,身体有劲,精力充沛,善于休息,睡眠良好,有良好的饮食生活习惯。

(4)遇事不会过分激动,有一定的应变能力,能适应人际和环境的各种变化。

(5)身体健壮,能够抵抗一般性感冒和传染病。

(6)体重不胖不瘦,身体匀称,站立或行走时头、肩、臂等活动协调。

(7)脑子灵活,手脚活动自如,反应敏锐。

（8）听力好，牙齿保持清洁，无空洞，无痛感，齿龈颜色正常，无出血现象。

（9）面色红润，眼睛明亮，头发有光泽、无头屑。

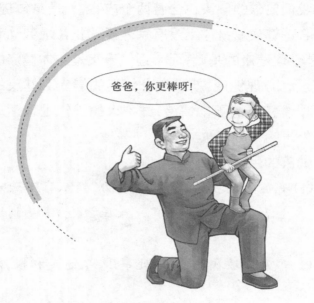

爸爸，你更棒呀！

健康有标准

## 农民工目前的健康状况

调研结论：农民工远离家乡、远离亲人，用辛苦和汗水构筑起美丽而又繁华的城市，但由于受到文化素质、技能水平的限制，他们的工作往往集中在建筑业、化工业、矿山采掘、筑路行业、服装饮食等行业，从事的大多为苦、脏、累、险、差、高温高空、井下矿山、有毒有害的工种岗位，而且大多是超时、低酬，许多缺乏必要的安全性保护。这些工作特点，直接造成了他们的身体过度消耗和损害。他们收入水平低、经济条件有限，他们的健康状况值得注意，有病后应就诊时不就诊，应住院时不住院，结果是"小病磨，大病推"，酿成了很多不良后果和悲剧。

有的调查只在建筑行业进行，这些为城市付出巨大贡献的农民工，他们的生活状况和健康状况，还有不少问题。他们居住条件差，膳食不合理，劳动环境恶劣，劳动强度太重，农民工自身还有许多的不良生活习惯，这些情况容易导致健康出问题，甚至会酿成悲剧。职业危险高、医疗卫生意识差，农民工健康状况令人担忧，不少的农民工是处于亚健康状态，可以说有不少的农民工是带病上岗的，"小病拖一拖，大病扛一扛，实在不行上药房"、"这年头，不怕穷，就怕病"这些是在调查中常听到的言辞。

在调查中发现，农民工的健康安全意识低和健康知识水平有限，农民工极易产生各种身心疾病。说明目前农民工的健康状况不是十分的满意，还有很多的事要做好，不断地提高他们的健康水平。

应该看到，近年来政府和有关部门对农民工的关注在不断地加强。农民工的健康状况也在不断提高，还要把关心农民工的健康问题作为建设城市和谐社会的重要举措来抓，深入农民工，倾听农民工呼声，关心农民工疾苦，并采取有效措施为城市农民工提供咨询、指导和帮助,协助他们解除各种后顾之忧和身体及心理等方面存在的问题。还要积极创造条件,不断丰富城市农民工精神文化生活,提高城市农民工的健康水平,不断改善工作环境和生活条件,来全面提高农民工的健康水平。这是一项民心工程、德政工程,是建设城市和谐社会的重要组成部分。要加快建立健全农民工的工伤保险和医疗保险制度,完善城市农民工劳动安全保障体系,积极改善农民工生产生活和工作条件,全面提高用人单位的劳动保障意识和农民工依法维护自身合法权益的意识,切实加强农民工劳动保障的法律保护,依法维护好城市农民工的合法权益。

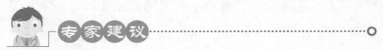

专家建议

施工单位应采取措施改善农民工的工作环境,特别要降低工地内的粉尘弥漫度,比如定时洒水、要求农民工佩戴口罩上岗等。同时,开发商要考虑到农民工的就餐问题,应开办农民工食堂,为他们提供干净、宽敞的就餐环境;政府则要在政策、法规上加大执法力度,必要时动用政府的力量帮助农民工解决工作和生活环境卫生问题,维护和保障农民工的生命权利。

## 3. 造成不健康的原因是什么

**（1）造成农民工不健康的 6 种原因**

1）工作环境差因素：工作环境能影响我们的健康，如劳动环境差，劳动保护不规范，保护措施不力，容易造成工伤，又如衣，食，住，行的低标准，都会影响到他们的健康。

2）细菌，病毒感染：如不讲饮食卫生，可引起细菌和病毒的感染，如细菌性痢疾或消化不良。不讲究个人皮肤卫生还会引起皮肤化脓。

3）自身因素：积极的心理状态能增进健康，消极的心理因素能引起多种疾病，如不能处理好各种矛盾，人际关系紧张等往往心情不愉快。如得了抑郁症使自己长期处在闷闷不乐的状态。

4）不良生活方式因素：生活方式是指人们长期受一定的文化、民族、经济、社会、风俗、规范等影响，特别是家庭影响而形成的生活习惯、生活制度和生活规律。例如长期喝酒，一喝就醉，可能会引起肝硬化。长期吸烟会引起肺癌。劳累过度，不讲个人卫生等。

5）缺少卫生保健知识：农民工大多是文化水平较低，卫生保健知识懂得不多，自我保健的意识不强，日常工作和日常生活中又不注意，甚至于不讲科学还有迷信思想,因而容易得病。能懂点卫生保健知识,对保护自身的健康很有好处,可以做到预防在先,降低发病率。

6)工作的特殊情况影响:有部分的农民工长期与空气中的粉尘接触,又无保护措施,空气中的粉尘、原材中的有害物质使人诱发鼻炎、鼻窦充血、水肿;皮肤出现红斑、丘疹、瘙痒、水疱,有的糜烂、皲裂;呼吸系统出现咳嗽、胸闷、气短、哮喘、吐绿痰、黑痰等。

农民工长期与机电、车床等在一起,噪音能使人听力减弱,听力敏感性下降;在长期强烈的噪音刺激下,噪音、有害物质对心血管的影响也较严重,表现为血压升高或降低,消化系统的影响主要有胃肠功能紊乱,胃分泌异常、胃肠蠕动减弱、食欲减退,甚至恶心、呕吐或产生消化性溃疡,给人带来很大的痛苦。

有的农民工每天工作时间超出 8 小时,甚至更长时间;由于疲劳得不到恢复,精神不能集中,时常出现工作失误、发生工伤事故,甚至有人晕倒、猝死在工作岗位上。上班时间过长、休息不好、过度劳累;人体器官负荷过重,精神紧张、工作压力大;造成人体系统功能紊乱、脏腑功能失调、人体免疫力下降,甚至造成体力早衰。

农民工待遇较低,生活条件都比较差;大部分住在工棚、潮湿、低矮、黑暗、拥挤的房间里,长期遭受风寒,造成肢体麻木,关节疼痛,日久失治则肌肉及骨节变形,致成残废。

农民工伙食比较差,还有的三餐都吃炒粉、米线;没有足够时间吃饭,有的狼吞虎咽,吃饭只能当完成任务一样;吃饭时间不准时,容易有慢性胃炎、胃溃疡、肠炎等消化系统疾病,以上情况会给农民工的健康带来危害。

**(2)最有害农民工健康的八种行为**

1)吸烟:烟雾中,有焦油,内含尼古丁等,已被证实的致癌物质约40余种。吸烟对人体的危害是一个缓慢的过程,需经较长时间才能显示出来。吸烟可诱发多种癌症、心脑血管疾病、呼吸道和消化道疾病等,是造成早亡、病残的最大病因之一。

2)饮酒过量:长期的过量饮酒,会引发失眠,心肌损坏,心脏扩大,冠心病,高血压,心律失常。长期饮酒,尤其是很烈的白酒,容易造成口腔,咽喉,食管,胃,肝脏,肠道等的消化器官的损伤,尤其是对肝脏的损伤最大,容易引起急性的、慢性的肝炎,酒精会引起肝硬化。

3)乱服药:乱用药在当今社会中普遍存在,其危害也是不可估量。无论是口服药还是注射用药,进入体内后都要经过肝脏或肾脏代谢、解毒。当药物的用量过大或用药时间过长,便会对肝脏、肾脏造成损伤。损伤程度与药物毒性和用量有关。特别是不恰当地合用两种或两种以上药物时,损害会更大,常会造成部分肝细胞坏死,出现黄疸、血清谷丙转氨酶升高等肝功能异常情况,甚至于引起药物性肝炎。因用药不当引发的急性肾衰竭等疾病也在逐年增加。要知道是药三分毒,有病一定要请医生看,不能够自己乱用药。

4)饮食饥饱无节制:大千世界,千奇百怪,疾病也是如此。有人吃饭难以下咽,也有人永不知饱,一吃就吃很多。饮食非常不规律,有时早餐不吃,有时午餐省略,只等到晚上回家后才大吃晚餐。经常是这样的饥一顿,饱一顿的。这就会打乱胃肠的消化吸收规律,容易得胃病。我们要明确对你说,如果你不改变饮食习惯,胃病好不了。

5)不合理的医疗保健:有的人有点不舒服,不请医生看病,自作主张地根据自己的认识想点土办法或听人家的传说乱吃药,乱针灸,乱推拿。没有对症下药,把身体搞坏了。

6)不能正确地调节自己的情绪:人总有情绪低落的时候,也许因为一个人,也许因为一件事,让人久久不能平静。情绪的低落,既会影响生活,也会影响到睡眠和饮食,人就会得病。对日常的工作学习中产生的压力不适应。

7)好习惯被打乱:每人都有适合自己的好的生活习惯,一旦被打乱,就会使我们抵抗力降低,就容易生病。

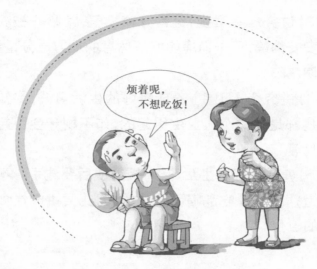

造成疾病有原因

## 4. 外出打工不能没有健康

为了赚钱养家，提高生活水平，一定要有好的身体。身体不好，甚至有病，就不能干活，怎么能赚钱。若要切实保障自身的健康免受危害，农民工应该做到以下几点：

(1)学习和掌握国家机关的法律知识，树立维权意识，在上岗前一定要与用工单位签订劳动合同，必要时应该集体去当地的公证部门进行公证。

(2)上岗前要详细了解岗位的工作内容和各种要求，并且根据自己的身体状况做出适合自己的正确的选择。

（3）讲究居室卫生,经常开窗换气,常晒衣被。有一个安安静静,干干净净能好好休息的地方十分重要,有利健康。

（4）讲究个人卫生,养成良好的生活习惯,要知道好多病都是不讲个人卫生引起的,如不刷牙会引起口腔溃疡等。

（5）养成良好的生活习惯,饭前便后要洗手。不少的肠道病就是乱吃乱喝而造成的,因此要讲究饮食和饮水的卫生。

## 5. 怎样才能使身体健康

保持健康的方法有很多,基本的要掌握以下方面：

**（1）保持健康的心态**：人最重要的财富就是拥有健康,要想达到理想的健康,不仅仅是从日常生活的各个方面入手,思想上要把健康放在第一位。我们要明白这样一个道理,有了健康就可以去工作,可以去赚钱。

**（2）暂时困难也要开心**：心态对一个人的学习生活以及成长道路都有重要的影响,有一颗积极乐观的心,会让一个人工作得轻松,生活得更开心。说实话打工不是马上就能发财致富的,要通过自己的劳动,逐步地积累财富,改变和提高自己的生活。更不要拼命把身体搞糟了。暂时困难也要开心,开心就好。

**（3）保证充足的休息**：休息有助人松弛神经和恢复

体力,这对于人体的健康非常重要。忙碌辛勤劳动了一整天后,会感疲惫劳累,需要恢复精神和体力,才能迎接第二天的工作。睡眠时,身体会进行自我调节,休息包括 6~8 小时的夜间睡眠和日间的精神放松。有规律的睡眠及松弛有助于调节身体功能,促进食物的消化、吸收及废物的排泄。同时,由于保证了营养和血液的供应,有助于保持头脑清醒和体力的恢复。

(4)**坚持适度劳动**:干活劳动是打工的基本任务。坚持适量的劳动对身体健康有诸多好处,不仅能改善睡眠质量,加快新陈代谢,还可改善心脏和血液循环系统,强健肌肉。但是高强度连续的劳动是有害身体的,要控制好适当的劳动强度,否则会伤身体。

(5)**要有足够的营养**:人每天都需要摄入各种营养,才能维持人体正常的新陈代谢及机体功能正常运作。打工一般地说体力劳动较大,体能消耗量也多,因此要有足够的食物来补充能量,才能保持一定的体力。饮食对健康的影响是很大的。要吃饱吃好,注意食物多样化,多吃蔬菜、水果和谷物食物。

(6)**学点卫生保健知识**:多看报上的卫生保健宣传,多听电视广播里的小知识,不断丰富自己的知识,将学到的方法,用在平时的工作和生活中,有助于保持身体的健康。

(7)**无病要早防**:好多病是可以预防的,如天气冷了,我们就要多穿点衣服,就可避免受凉而感冒。再如发现吃的东西味道不对就不要再吃，就可能避免一次胃肠道病。如干活前要熟悉一下劳动环境，加强安全措施，就可能防止事故的发生。

（8）**有病要早治**：小的病治疗不困难，花钱也少，有病拖着人受罪，还得花大钱。所以有病要早治疗。

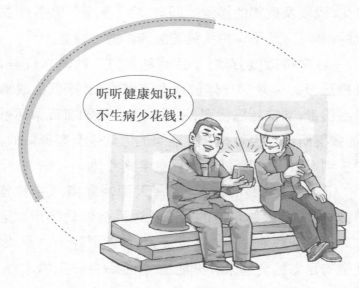

听听健康知识，不生病少花钱！

学点卫生知识好处多

# 小知识大健康

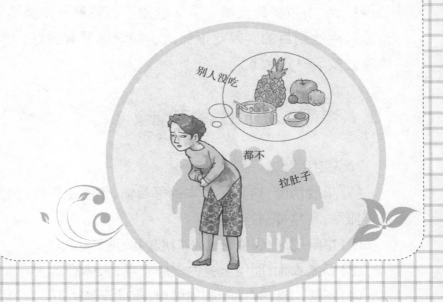

# （一）日常健康知识要懂一点

## 1. 健康知识懂一点，健康保障多一分

　　健康的行为习惯是在日常工作和生活中必须要注意的，在百忙之中不能忽略。只有把握好每一个小的知识，并且把它做好，才会有身体的大健康。例如你在劳动中不小心把手上的皮肤弄破了，如不正确处理，就很容易发生感染。因为劳动时皮肤上有泥或泥浆等，皮肤上的细菌也混在内，就要请医生去处理一下，免得感染扩大，小事变为大事。要想健康不是靠哪一个灵丹妙药能达到目的。因此下面的小知识你要掌握好，健康就多了一分保障。

## 2. 懂得个人卫生就会有健康

　　个人卫生要做好以下几项：

　　（1）**早晚洗脸**：这是最基本的好习惯，使脸上干净，舒舒服服，有精神。

　　（2）**早晚刷牙**：保持牙齿和口腔的清洁卫生。

　　（3）**勤换衣物**：能使全身的皮肤干净，人体舒适。

　　（4）**睡前洗脚**：有助于脚的健康，有助于睡眠好。

（5）**勤洗头**：保护头部和头发的卫生。

（6）**勤洗澡**：保持皮肤的干净，有利于健康。

（7）**勤剪指甲**：指甲里细菌多，常剪指甲有好处。

（8）**生吃瓜果要洗净**：瓜果洗净，吃了不会得病。

（9）**不喝生水**：生水有细菌，喝了会有病。

（10）**不吃变质食物**：变质的食物有病菌不能吃。饭前便后要洗手。

### 3. 睡前洗个澡可消除疲劳

早晨起床洗澡，如遇水温不当，易患感冒。中午洗澡虽可换得一身洁净与轻松，但易引起疲倦。通常来说，饭前饥饿的时候不要洗，容易造成缺氧和暂时性贫血；饭后立即洗澡也不好，容易导致消化不良、营养不济，阻碍有关器官的正常生理功能。洗澡的最佳时间，应该是饭后一小时或更长的时间。睡前洗个温水澡，会消除一天的疲劳而使人轻松入睡，但注意不要湿头发睡觉，长期湿头发睡觉易感冒且易掉头发。

### 4. 寒冬腊月不宜天天洗澡

对于大多数在卫生条件不是很差的环境工作的人来说，在干燥的冬季，每天洗澡很容易破坏正常的皮肤结构。人的皮肤最外面是角质层，自动脱落的角质层和皮肤汗液混合的皮垢不会很多,每天洗掉这部分,对皮肤有一定的保护作用。如果洗澡过勤,将角质层伤害,其保护皮肤的作用就会失去,皮肤细胞内的水分更容易蒸发掉,皮肤就会干燥,由此导致的皮肤瘙痒。因此冬季每周洗澡 2~3 次比较合适,而夏季天天洗澡问题不大。

### 5. 酒后马上洗澡不适宜

洗澡时身体会进行剧烈的活动。酒后容易兴奋,易冲动,讲话多,有人手舞足蹈,走路可能不稳,容易发生头晕、眼花、全身无力,易出现摔倒。如果摔倒又缺乏自控能力,往往会出现不同程度的骨折,如果头部着地,可能会出现脑出血等危险。因此酒后不要马上洗澡,以免发生意外。

### 6. 劳动后出大汗不宜立即洗澡

人体在劳动时有汗流浃背的情况。出汗表示毛孔张开身体在散热,这是正常的过程。如要洗澡应休息片刻。让毛孔慢慢地闭合,出汗慢悠悠地停止,身体不会受伤害。否则就容易引起心脏、脑部供血不足,甚至发生晕厥。因为洗澡时水温较高,可使人的血管扩张,低血压的人容易出现一过性脑供血不足,发生虚脱。

要是大汗淋漓就去洗冷水澡,毛孔突然的关闭身体就会容易受凉,导致发热等。出大汗后应该先休息一会,恢复一下体力再去洗澡较好。

## 7. 洗澡时间多长为好

洗浴时间不宜过长,洗澡时间过长皮肤容易脱水,人容易疲劳,还易引起心脏缺血、缺氧,致使冠状动脉痉挛、血栓形成,甚至诱发严重的心律失常而猝死。此外,洗澡时间过长,头部血液供应相应减少,易导致脑缺血而发生意外。因此专家建议,洗澡时若盆浴,时间不要超过 20 分钟,若淋浴,5~10 分钟即可。身体虚弱的特别要注意洗澡时间不要过长。

## 8. 洗澡水温不宜太热或太凉

洗澡时,并不是水温越高越有杀菌功效。洗澡水的温度应与体温接近为宜,即 35~37℃。水温过高蒸汽太强,皮肤、肌肉血管扩张,会促进皮肤老化。同时,血液存积于全身,回心血量减少,供应大脑和心脏的血液随之减少,加之出汗多丢失体液,极易造成晕倒甚至心脏病发作。夏季洗冷水澡温度同样要适度,一般以水温不低于 10℃为好。

## 9. 勤洗头好处多

　　我们劳动时免不了要有灰尘，沙土，棉絮等弄到头发里边，再加上出汗，头上的卫生就有了问题。如果几天不洗头，头上的气味就很大，头皮发痒，有的头皮上长小疙瘩，影响休息。头上的细菌也会生长繁殖，头皮上有可能会长出小脓疱，发生头皮感染。因此洗头是不能马虎的。如在户外劳动，应该每天晚上都要洗头。洗头要注意方法，洗头前先轻柔头发，让上面的灰沙和附着物松动，再仔细梳理头发，把那些纠结梳理开，能让清洗变得顺滑，减少落发。洗头的重点不是头发，而是头皮。水温要适当不要太冷和太烫，以温水为宜。避免用指甲直接挠头皮，要经常剪指甲。将指头紧贴发根打圈按摩还能活化发根。

## 10. 洗头后要把头发抓紧擦干

　　洗完头后要尽快擦干，湿漉漉的头发紧贴在头皮上，使人感到不舒服。头发上的水会滴到眼里边去，甚至于造成眼睛发炎。头上的水如果流进耳朵里，会引起中耳发炎。如果是冬天很容易引起感冒。对头发而言，使用电吹风是最不好的，过度吹风会造成发丝分叉或断裂。自然干要一定时间也不一定好。最好的方法是先用毛巾将大部分的水分擦干后,再用电吹风以距离头发 20~25 厘米处,将头发吹干。尤其在冷天更要抓紧把头发擦干,避免受凉。

## 11. 刷牙也有学问

一般来说,吃完食物后的 10 分钟是牙齿保健的关键时刻,因为此时口中的酸性达到高峰,此时若未立即清洁牙齿,这些酸性物质就会侵蚀牙齿表面,形成脱钙现象,造成蛀牙。因此专家建议把握"黄金十分钟"原则,吃完东西 10 分钟内立即刷牙。吃完东西后,如不方便立即刷牙,建议用水漱口,咀嚼无糖口香糖,这样不仅不会产生热量,也不会产生导致蛀牙的酸性物质,同时有利于清除牙面酸化和糖化食物残渣。刷牙要刷三面,就是牙的唇面、舌面和咬合面。最简单是:用牙刷在牙齿上来回上下刷,不要横刷。刷上面的牙齿时,把牙刷毛贴着牙龈顺着牙间隙向下刷。刷下面的牙齿,把牙刷的毛贴着下牙的牙龈,顺着牙间隙向上刷。刷牙的时间不能少于 3 分钟。最后要用水漱口,使口腔清洁卫生。

## 12. 洗脸洗手要干净

我们的手上和脸上有很多的细菌和灰尘。洗脸前一定要先把手洗干净。一双未洗过的手上最多有 80 万个细菌,一克指甲垢里藏有 38 亿个细菌,不少细菌可能是致病的。在洗脸的过程中,手是要直接接触脸部肌肤的。如果不用洗手液把手洗干净,手上的细菌很容易把清洁干净的脸又变得脏脏的。把脸和手洗干净可以防止病菌侵犯,也能使我们的精神面貌得到振奋,有利健康。

## 13. 吸烟的危害你知道吗

吸烟不但吞噬吸烟者的健康和生命,还会污染空气,危害他人。

(1)**会引起肺部疾病:**香烟燃烧时释放 38 种有毒化学物质,其中有害成分主要有焦油、一氧化碳、尼古丁和刺激性烟雾等。焦油对口腔、喉部、气管、肺部均有损害。烟草烟雾中的焦油沉积在肺部绒毛上,破坏了绒毛的功能,使痰增加,使支气管发生慢性病变,气管炎、肺气肿、肺心病、肺癌便会产生。据统计吸烟的人 60 岁以后患肺部疾病的比例为 74%,而不吸烟的人 60 岁以后患肺部疾病的比例仅为 4%,这是一个触目惊心的数字。

(2)**会引起心血管疾病:**香烟中的一氧化碳使血液中的氧气含量减少,造成相关的高血压等疾病。吸烟使冠状动脉血管收缩,使供血量减少或阻塞,造成心肌梗死。吸烟可使肾上腺素增加,引起心跳加快,心脏负荷加重,影响血液循环而导致心脑血管疾病、糖尿病、猝死综合征,呼吸功能下降、中风等共 20 多种疾病。

(3)**吸烟致癌**:研究发现,吸烟是产生自由基最快最多的方式,每吸一口烟至少会产生 10 万个自由基,从而导致癌症和许多慢性病。最近,英国牛津提德克里夫医院对 3.5 万名吸烟者进行长达 50 年的研究得出了结论,结果显示,肺癌、胃癌、胰腺癌、膀胱癌、肝癌、口腔癌、鼻窦癌等到 11 种癌症与吸烟"显著相关"。为什么吸烟的人容易感冒,是因为人体的淋巴细胞活性降低,导致癌症。鉴于吸烟是致癌的三大因素,戒烟要越早越好。

## 14. 过度饮酒伤身体

过度饮酒伤害肝脏,饮酒过量,最受伤的莫过于肝脏。各种酒最核心的化学物质是酒精(即乙醇),常说的醉酒,其实是酒精中毒。因为酒精在人体内 90% 以上是通过肝脏代谢的,其代谢产物及它所引起的肝细胞代谢紊乱,是导致酒精性肝损害的主要原因。据研究,正常人平均每日饮 48~80 克酒精,10 年即可出现酒精性肝病;如平时每日饮 160 克酒精,8~10 年就可发生肝硬化。过度的喝酒会引起食欲减退,造成营养不良。

## 15. 空腹喝酒更伤身体

　　饮酒本来对人的健康不利,而往往有些人,在空腹(饥饿)时喝酒,这种喝法对人体害处非常大。空腹时喝酒,胃内无食物,酒就会直接刺激、侵蚀胃粘膜,破坏胃酸,抑制胃肠各种消化酶的分泌,减缓胃肠蠕动,易引起恶心呕吐、腹痛腹胀、食欲减退、消化呆滞、便秘等疾病。同时,空腹喝酒,酒精成分吸收得快,对大脑、神经、肌肉、心、肝、肾等脏器和组织影响较大,能导致头晕耳鸣、精神萎靡、肌肉颤抖、心跳气短。空腹喝酒真的能喝死人,千万要注意。

## 16. 休息好才会身体好

　　医学研究认为,每天大约需要睡 7~8 个小时。睡眠时间与工作性质、体力消耗和生活习惯也有关。打工的体力劳动比脑力劳动者所需睡眠要更长。晚上不要睡得太晚,早睡一点,有足够的睡眠时间才能恢复体力。因此早睡早起有一定好处。此外睡眠时间的长短还与精神因素、营养条件、工作环境等有关。总之,尽管每人所需睡眠时间差异很大,但只要有好的睡眠质量(如劳动了一天后感觉很累,如休息一晚后,第二天体力精神很好）就可视为正常。

## 17. 常修指甲好处多

据检验,人的每双手上沾有细菌约 4 万 ~80 万个左右,在 1 克指甲垢里约有 38 亿 ~40 亿个细菌,其中,可引起人们患病的细菌、病毒如痢疾杆菌、伤寒杆菌、大肠杆菌、肝炎病毒等,可达 30 余种;另外,还有许多寄生虫卵。从防病意义上说,留"长寿甲"很不卫生,长指甲容易藏指甲灰,易把细菌吃到肚里去。因此要常修指甲。

用长指甲挠痒时,很容易刮破皮肤,指甲缝里的细菌会趁机进入伤口,感染化脓,严重时还会从伤口进入血液,引起危及生命的败血症。

用长指甲剔牙,不仅会把细菌、寄生虫卵直接送入口腔,传播各种疾病,而且还会增大牙与牙之间的距离,日久天长容易使牙齿松动脱落。有时指甲过尖,又容易碰伤齿,造成出血,引起牙龈炎。

用"长寿甲"掏耳朵,常常会把霉菌带入耳道,使耳道长满耳癣或化脓,同时也可以引起中耳炎,厉害时脓疮破裂,细菌会顺着耳小血管钻进脑子的血管里,引起脑膜炎。

用细长的指甲挖鼻孔,容易带进脏东西,招致鼻道发炎、生疮和长疔,甚至可能患多种慢性鼻病,降低嗅觉能力。

## 18. 修剪指甲有学问

俗话说病从口入,为了干净卫生,我们要经常地清洗修剪指甲,但是你真的会修剪指甲吗?修剪指甲也是有很多的学问的,如不能剪得太短,发现甲沟炎要及时治疗,下面我们就为大家介绍一下修剪指甲的注意事项。

(1)要有几双合适的鞋交替穿,让鞋有一个干燥点,减少鞋内真菌的寄生。鞋子前面一定要宽松,千万不要穿太夹脚的鞋子,且保证脚趾在里面能够活动。

(2)不要把脚趾甲剪得太短,尤其是甲沟两边,要修磨得光滑,趾甲游离缘要方形,而不应该是圆形或尖形,防止趾甲长进肉里造成嵌甲。已经患了嵌甲的,要经常找专业修脚师修脚,不要等扎得太深才修。

(3)平时爱护趾甲周围的皮肤,不使其受到任何损伤,更不能用手拔"倒刺"。洗手、洗脚之后、睡觉前擦点儿凡士林或护肤膏,可增强甲沟周围皮肤的抗病能力。

(4)剪指甲不宜过短,手指或脚趾甲有微小伤口,可涂碘酊后,用无菌纱布包扎保护,以免发生感染。

(5)及时治疗足癣(脚气)和甲癣(灰指甲),以免并发甲沟炎。此外,雨天出门回家后应立即清洗足部皮肤,并保持皮肤和鞋子干爽。如果脚趾早期出现红肿疼痛,应及时到医院皮肤科就诊。

值得一提的是,剪指甲时指甲两侧的角不能剪掉,否则新长出来的指甲容易嵌入软组织内,医学上称为"嵌甲"。嵌甲常常会损伤周围的皮肤,引起皮下组织的急性化脓性感染,形成甲沟炎、指甲周围炎,严重者可扩散到甲下、形成甲下脓肿而导致拔甲。

## 19. 饭碗要洗干净

我们每天都要用饭碗,卫生很重要。菜饭很容易粘在碗上,如洗不干净很容易有细菌滋生繁殖。尤其是夏天问题更大。最好在吃饭后马上洗碗,饭碗如果没有油,用冷水洗是可以洗干净的,如果有油的话,就要用洗洁精兑冷水洗,或是用热水洗,这样,才能洗干净。洗后把碗里的水倒干就不易有细菌繁殖。洗碗的同时要把筷子洗净,以便下次再用。

## 20. 生水不能喝

生水里面含有多种微生物、病原体以及大量的细菌,如此长期喝这种水容易感染细菌,严重时甚至会感染上肝炎,痢疾伤寒等。生水与开水混合,生水内的细菌等很难被杀灭。水要烧沸3分钟才能饮用,常喝没有彻底烧开的水容易得病。一定要喝开水才称为安全的饮用水。否则会拉肚子,说不定还会生蛔虫！生水有细菌啊,而且含有过量的对人体有害化学物质,通过烧水可以把那些细菌杀死,可以使一些化学物质反应转化成易于消化吸收的其他对人体无害的化合物。这个事很简单,但对我们的健康有很大的好处。

## 21. 喝水也有科学道理

要知道水是营养素,很多人认为饮水仅仅是为了解渴,干净的水就是好水。其实饮食包含了两重意思,一为饮,二为食,食以饮为先。水有保健疗效。水是最基本、最重要的营养素,它参与所有营养素在人体内代谢的全过程。专家观察后发现,气喘、过敏、抑郁症、胃溃疡等疾病和水分摄入多少有关。如果水分不足,很有可能会为中风、肥胖症等疾病埋下隐患。不要等到口干了再去喝水,应该提前喝水。

## 22. 饭前便后要洗手

饭前便后要洗手,这是讲卫生的一种好习惯。手是人体与外界接触最多的部位。人们的一切活动,它都一马当先,比如从事各种劳动、擦桌子,倒垃圾、刷痰盂、洗脚、穿鞋、擦大便等,都要用手来完成。因此,手就容易沾染上许多病原体微生物。科学家做过这样一个调查，一只没有洗过的手，至少含有4万~40万个细菌。指甲缝里更是细菌藏身的好地方，一个指甲缝里可藏细菌38亿之多。另外有人做过一个试验，急性痢疾病人用5~8层卫生纸，痢疾杆菌还能渗透到手上，痢疾杆菌在手上可存活3天。流感病毒可在潮湿温暖的手上存活7天。其实，手是很脏的。手经常接触一些物品，都会把手弄脏。特别是传染病患者和一些表面健康实际身体内带有病毒者，常常把致病微生物传播到各种用品用具上，当健康人的手接触后，致病微生物便来到你的手上。如果饭前便后不洗手，就可以把细菌带入口中，吃到肚里，这就是人们常说的"菌从手来，病从口入"。所以要养成勤剪指甲，饭前、便后、劳动后洗手的习惯。

洗手可除掉黏附在手上的细菌和虫卵，用流水洗手，可洗去手上80%的细菌，如果用肥皂洗，再用流水冲洗，可洗去手上达99%的细菌。洗手中应注意不能有几人同用一盆水，以免交叉感染，互相传播疾病，洗手时间应超过30秒。

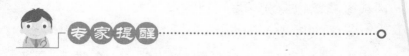

专家提醒

懂点卫生小知识，大有好处。

# (二)懂得饮食卫生,身体才能健康

## 1. 吃的安全很重要

食物几经周折,来到了我们的饭桌上。那么对于这些食品来说,生产和运输过程中每一个环节都是有细菌、寄生虫或者其他微生物感染的机会,吃了就会有病。在这告诉你如下简单的小常识,以尽最大可能让你及家人远离食品污染的危害:

▲ 要知道食物从何而来

所有的食品我们都要知道在菜场买的还是在超市买的,这些地方供应的东西一般说质量是有保证的。不能吃来路不明的食品和蔬菜,以免发生意外。更不能吃说不准的食物。

▲ 注意手的卫生及食物的清洗

烧菜前后应洗净双手,如果你生病了就该把做饭的任务交付其他人。尽管表面上看起来很是洁净新鲜的蔬菜和水果,都应该用自来水流水冲洗干净。有些要去皮食用的蔬菜也要清洗后去皮再烧。其他一些红肉或家禽肉也需洗净后再行烹调。

▲ 不买易腐烂的食物

有的食品容易发生变质,例如鱼、肉、海鲜等,要买新鲜的。买了就要抓紧吃完,以防变坏。

▲ 生熟食要分开放

　　将生的红肉、家禽肉及海鲜类食品与其他果蔬类食品分开放置。生肉等要用单独的菜板及相关炊具进行烹饪前准备,而且这些用具在经过洗涤剂及热水的清洗前不可用于其他食品的制作。已经做熟的肉等,切不可装回到盛过生肉的餐盘。生熟食混在一起容易引起细菌污染,吃后容易造成食物中毒。

▲ 荤菜类食品要保证熟透

　　我们常吃的猪肉、牛肉、羊肉等等要煮烂烧熟,鸡蛋要保证蛋黄已经完全凝固,吃剩的食物以及砂锅菜等不要吃了再吃。因为剩饭剩菜容易滋生细菌,要吃的话也要加热煮透。由于食品添加剂的广泛应用,不少食品的外表颜色看上去很好看,但要当心不要被肉表面的颜色所蒙蔽。

▲ 发现食物中毒,病人要尽快送医院

　　如果怀疑发生了与食品有关的上吐下泻,腹痛腹胀,应该马上到医院去看病。特别是一起吃饭的有多人发病,将这些情况迅速反映给卫生部门以便相关人员尽快查清原因。把可疑的食物保管好,交给卫生部门进一步去化验。如果是食物中毒的来源应召回这些食物。

## 2. 什么是食物中毒

　　一般认为,凡是吃了"有毒食物"所引起的急性疾病,称为食物中毒。食物中毒常常有以下特点:在短时间内可能有很多人发病;发病的人都有相似的症状,以吐、泻为主;仔细追问,病人都吃过某种共同的食物,而没有吃那些食物的人,就不发病;不吃那些食物后,就没有新的病人出现。在我们发生的食物中毒中,以细菌性食物中毒占多数。主要原因是吃到了不干净食物引起的。

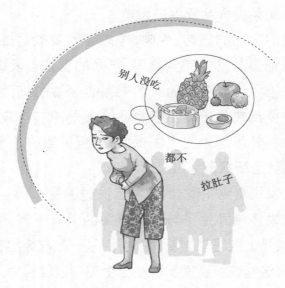

别人没吃

都不

拉肚子

当心食物中毒

## 3. 细菌性食物中毒是怎样引起的

适宜的温度和湿度,以及食物本身丰富的营养,是细菌在食物上生长和繁殖的良好条件。发生细菌性食物中毒的原因有以下几方面：

食品的原料变质：鱼、肉、蛋、奶等因为富含大量的蛋白质，容易发生变质，特别是在天热高温季节，如果用了这些变质的食物做菜，又没有熟透，吃了这样的食物很容易引起食物中毒。

食物没有烧熟、煮透：当烧制整鸡、整鸭、或者大块肉时，因食物体积较大，透热性差，如果加热时间过短，就使得肉的中心部位不熟，中心部位的细菌就不能杀死，食用后就易引起食物中毒。

食物存放时间过长：食物放置时间过长，即使放置在冰箱内，也难防止细菌污染及繁殖。

生熟不分，造成污染：生食品上常常有大量的细菌，生的食物若与熟的食物放置在一起，就会造成熟的食物被细菌污染，久而久之，就会引起中毒。

生吃水产品、凉拌菜等：水产品本身就含有大量的细菌，如果只是经过简单的清洗就食用，大量的细菌依旧是存活的；凉拌蔬菜若清洗不干净或加工中受到污染，容易引起中毒。

## 4. 如何预防食物中毒

在购买食品时，选择经过安全处理的食品或原料：一定要检查所购食物是否新鲜、是否按要求存放、是否符合相关卫生要求,当认为食品可能存在问题时,坚决不要购买。

烹调食品要熟透:只有彻底烹调才能杀死食物本身所带有的各种细菌。

立即食用煮熟的食品:当烹调好的食品温度下降至室温时,细菌就会开始繁殖,放置时间越长,细菌繁殖的数量越多,食物的危险性就越大。

精心储存熟食:要将已煮好的食物放置在通风好的地方或者以最短的时间降至 10℃以下,减慢细菌的繁殖速度。熟食要抓紧吃完。

彻底再加热熟食品:将食品的整体再次加热并保证食品所有部分都达到 70℃以上,这样可以杀灭储存时增殖的细菌。如果发现细菌有霉变,应及时丢弃。

避免生、熟食品交叉污染:要将生食与熟食分开放置。

反复洗手:进餐、做饭前、接触生食后必须把手洗干净。

保持厨房的清洁卫生:厨房要保持清洁、干净,接触厨房的抹布等物品要每天清洗、消毒、晾干,餐具要认真消毒并妥善保存。

避免苍蝇、蟑螂和其他动物接触食品,污染食物。

采用安全食用蔬菜的方法:"一洗、二浸、三烫、四炒"的安全方法,去除残留于蔬菜中的农药。

## 5. 发生食物中毒后怎么办

如果在吃饭时发现食物味道不对，或有异味应该停止进食，以免吃进更多的毒物。食物中毒者最常见的症状是剧烈呕吐、腹泻，同时伴有中上腹部疼痛。食物中毒者常会因上吐下泻而出现脱水症状，如口干、眼窝下陷、皮肤弹性消失、肢体冰凉、脉搏细弱、血压下降等，最后可能出现休克。因此，当出现上述症状时，必须给患者补充水分，有条件的可输入生理盐水，症状轻者让其卧床休息。如果仅有胃部不适，可多饮温开水或稀释的盐水，用手指伸入咽部催吐。如果发现中毒者有休克症状，患者应平卧，双下肢尽量抬高并迅速送医院治疗。凡发生食物中毒，要立即送医院治疗。

如果是集体中毒，要立即送医院治疗。还应迅速通知卫生检疫部门，保留好剩下的食物，以利于诊断、治疗或检疫。

## 6. 容易引起食物中毒的蔬菜水果

白果（银杏）：毒性成分是氢氰酸，一次吃 30 颗就能引起中毒，生吃的危险性更大。通常在吃后一至数小时内产生中毒症状,先为恶心、呕吐、腹痛、腹泻,尔后出现头晕、烦躁、抽搐、昏迷,严重的可导致死亡。

杏仁(包括甜杏仁和苦杏仁):毒性成分也为氢氰酸,中毒症状与白果中毒相同。

薯:木薯的根、茎、叶都是氰甙,但经水长时间浸泡或煮熟后可解除毒性,因此,不能生吃,也不能作生料饲喂家畜,中毒症状与白果中毒相同。

菜豆、四季豆:食用没有煮熟、外表还呈青色者,可对人体产生毒性。一般食用后 1~4 小时发病,表现为头晕、恶心、呕吐,可能会有腹痛和腹泻。烹调时应先将豆煮熟捞出,再加上调味料焖煮,可解毒性。

蚕豆:有的人吃了蚕豆后会出现黄疸,称为蚕豆病。此病为遗传性疾病,多数病人其家族中有相同的发病者,出现这样的情况应及时至医院确诊,避免吃蚕豆。

秋扁豆及其豆荚:有的扁豆中,含有一种能促使人体血液凝固的毒蛋白,往往在秋季成熟的"老扁豆"中含量特别高,人们食后,会出现中毒而发生头疼、头晕、呕吐等症状。因此,在食用前,必须经过彻底煮透后再吃。

鲜黄花菜:干黄花菜加工时经清水充分浸泡,已能将大部分毒素溶出,除非大量食用,一般不会中毒。鲜黄花菜容易中毒,中毒症状发生于食后数小时,大便稀薄,似米泔水。

未成熟的西红柿(番茄):如果吃了较多的又未成熟的西红柿,就会出现头昏、恶心呕吐、流涎等中毒症状,重者可能危及生命。

无根豆芽:无根豆芽在生产过程中多使用了除草剂,因此,在生长过程中吸收了很多毒素,因此,此类豆芽不能食用。

发芽马铃薯:其内含有龙葵碱,食用后易中毒。中毒症状为恶心呕吐,重者可发热、气促、抽搐、昏迷。食用时应先用冷水浸泡,用刀深削芽胚和发绿部分,烧熟时加入少许食醋,充分加热,方可食用。

腐败的蔬菜:小白菜、韭菜、芹菜等腐败后含有丰富的亚硝酸盐,食用后会引起中毒,表现为头晕头痛、乏力嗜睡、恶心、心悸等。

因此蔬菜要随买随吃,一时吃不了也要放在阴凉通风处保存,腐败变质的切勿食用。

## 7. 什么是食品安全质量标记

**什么是有质量保证的食品**

你只要看包装上有没有QS这个英文字。如果有,说明该食品是有质量保证的。QS是工业产品生产许可证标志的组成部分,也是取得工业产品生产许可证的企业在其生产的产品外观上标示的一种质量安全外在表现形式。QS 是食品质量安全市场准入证的简称,是国家从源头加强食品质量安全的监督管理,具备规定条件的生产者才允许进行生产经营活动,具备规定条件的食品才允许生产销售的一种行政监管制度。

## 8. 怎样识别有害食品

《中华人民共和国食品卫生法》规定,下列食品禁止销售:也就是说这些食品是有害的,也是不能食用的:

(1)腐败变质、油脂酸败、霉变、生虫、污秽不洁、混有异物或者其他感官性状异常,可能对人体健康有害。

(2)含有毒、有害物质或者被有毒、有害物质污染,可能对人体健康有害的。

(3)含有致病性寄生虫、微生物的,或者微生物毒素含量超过国家限定标准的。

(4)未经兽医卫生检验或者检验不合格的肉类及其制品。

(5)病死、毒死或者死因不明的禽、畜、兽、水产动物等及其制品。

(6)容器包装污秽不洁、严重破损或者运输工具不洁造成污染的。

(7)掺假、掺杂、伪造,影响营养、卫生的。

（8）用非食品原料加工的，加入非食品用化学物质的或者将非食品当作食品的；超过保质期限的。

（9）为防病等特殊需要，国务院卫生行政部门或者省、自治区、直辖市人民政府专门规定禁止出售的。

（10）含有未经国务院卫生行政部门批准使用的添加剂的或者农药残留超过国家规定容许量的。

（11）其他不符合食品卫生标准和卫生要求的。

## 9. 食品腐败变质的原因

**（1）食品被细菌污染。**

微生物污染了食物以后，在条件适宜的情况下，这些细菌就要在食品上生存并迅速繁殖。在其繁殖过程中就要不断地分解食物，以摄取营养和自存的能量，使食物中的营养素在细菌的作用下，改变了食物的感官性状。同时微生物在存活过程中，也要不停地进行新陈代谢，其代谢物中有些是有毒的。这就使食物彻底变质失去了食用价值。

**（2）食品存放的环境温度、适度、光照是食品腐败变质的另一个重要外因。**

温度：因为绝大多数细菌在高温、低温下都难以存活或减慢、停止繁殖，就不能再对食物起分解作用。绝大多数微生物存活的最适宜温度是在 30~40℃之间，所以在 0℃以下可以短时间内保鲜食物，而在低于零下 24℃时可以保存食物数年不腐败。但当环境温度超过 40℃时，多数微生物也难以存活，或减慢、停止其繁殖。在环境温度高于 65℃时大多数细菌被杀死。所以经高温处理过的食物可适当延长保存期。烧熟的食品尽量当天吃完。

湿度：另外所有的细菌与其他的生物一样，生存离不开水，如果环境中含水量极低，则细菌也不能存活。所以干制食品能较长时期储藏，如干制的海参、木耳等。

## 10. 变质腐败的食品不能吃

腐败变质的食物中含有大量病菌和毒素，吃后会发生食物中毒，肠炎，痢疾，表现为：恶心，呕吐，腹痛，腹泻，严重时甚至危及生命、传播人畜共患病。误食了人畜共患病原菌，如吃了患炭疽病死亡的动物肉类后，炭疽病原菌进人体内，便可引起炭疽病，腹痛、呕吐、血便。如病原菌进入血液，则易形成全身败血症。牛、猪的布鲁杆菌也会引起人患病。如人误食了含有布鲁杆菌的内脏器官、乳汁可得病，全身关节疼痛无力，呈现波浪热。结核杆菌是又一种人畜共患病病原菌，牛易患此结核病，在病牛乳中往往含有结核杆菌，消毒不彻底时，人极易感染发病。

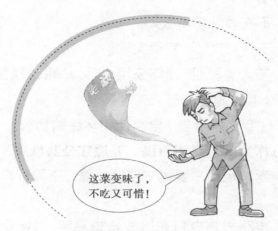

变质食物不能吃

# (三)懂得公共文明和我们的
# 健康密不可分

这是在现代化社会每个公民应该做到做好的，内容主要包括公共环境、公共秩序、人际交往、公益行动等方面。这就是说这些方方面面做好了，我们的精神就振奋，人就有自豪感，文明程度提高了，每一个人的健康就多一分保障。

## 1. 作为一名文明市民应具备的基本素质

### （1）作为一名文明市民，要爱护公共环境

◎不乱扔杂物、不随地吐痰、不损坏花草树木、不当街吵架、斗殴。

◎ 不在禁烟场所吸烟。

◎ 不高声交谈，言语文明。

◎ 不人为弄脏、损坏公用电话、邮箱、报栏、座椅、窨井等公共设施。

◎ 注重节水节电，自觉使用环保购物袋。

**(2)作为一名文明市民，要遵守公共秩序**

◎ 驾驶机动车要遵守交通规章，不闯红灯，不与人争道。

◎ 走路或骑自行车时要走斑马线、过街通道，不闯红灯，不乱穿马路。

◎ 乘车时要自觉遵守秩序，排队候车，依次上、下车，不争挤、不争抢座位。

◎ 不乱晾晒、不乱搭建、不乱堆放、不乱泼污水、不违规出摊经营。

◎ 依次排队购票、购物、办理事务等，保持间距不插队。

**(3)作为一名文明市民，要注重文明观赏**

◎ 按时入场和退场，不得迟到早退。

◎ 手机应关机或调成震动。

◎ 静心观赏，不高谈阔论。

◎ 及时给予表演者掌声鼓励，不起哄喝倒彩。

◎ 观赛时不仅仅为主队加油，应为比赛双方加油。

**(4)作为一名文明市民，要注重文明旅游**

◎ 不损坏游览景点的花草树木。

◎ 不要攀爬、不涂刻文物。

◎ 拍照摄像遵守规定。

**(5)作为一名文明市民，要注重文明交往，并做到：**

◎ 着装和仪容要整洁。

◎ 言谈举止要得体。

◎ 与人交谈要低声，言语文明，不影响他人。

◎ 得到别人帮助(服务)时表达谢意。

◎ 在公共交通工具上要主动为老、弱、病、残、孕及怀抱婴儿者让座。

◎ 要友善对待外来人员，耐心热情地回答陌生人的问询。

**(6)作为一名文明市民，要热心公益服务，并做到：**

◎ 积极参与关爱孤残、支援灾区、环境绿化、无偿献血等活动。

◎ 积极参与各类志愿服务活动。

◎ 积极参与社区民主议事和选举，对公共事务积极建言献策。

## 2. 随地吐痰传疾病

痰是呼吸道分泌出来的黏性液体，痰液中含有几百万个细菌、病毒、真菌、支原体等。特别是患有呼吸道疾病的人，如肺结核、流感、流脑等病人痰液里的细菌和病毒更多，2003年流行的"非典"更是如此。如果把痰液吐在地上,当痰液干燥后,细菌便随尘土飞扬到空气中,健康人吸入这样的尘埃,就有可能得呼吸道疾病。因此,人人都要养成不要随地吐痰的好习惯。有痰要吐在痰盂里,痰盂要每天定时刷洗。在没有痰盂的地方,应把痰吐在废纸上包起来,然后扔进纸篓或垃圾桶里,自觉做到不要随地吐痰,维护公共场所卫生。

## 3. 有痰液要吐出来

痰液在咽喉部到一定程度,会产生咳嗽而把痰液排出体外,这是正常人的反应。老年人神经反射比较弱,痰液积聚量多而不吐出来是不正常的,严重时会导致呼吸道窒息、支气管扩张、肺炎、败血症等。要保持呼吸道的通畅以及洁净。

有的人因咳嗽有了痰,又找不到合适的地方吐,只好把痰吞咽到胃里去。这样是很不卫生的。咳嗽是人体的一种正常的生理反应,可以把呼吸道中的废物及夹杂其中的细菌、污物排出体外,可以减少疾病的发生。要是把痰咽下去,痰内的细菌、污物进入体内,可能会引起胃炎、肠炎。如果患有开放性肺结核的人,或呼吸道吸附着由灰尘带来的结核杆菌,将痰咽下去,会有可能发生肠结核,给人们的健康带来危害。所以,有了痰液要及时吐入痰盂中,或者吐在随身带的手帕或纸巾中,千万不要吞入胃肠道中。

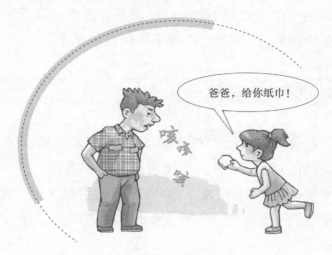

爸爸，给你纸巾！

不要随地吐痰

## 4. 不要对着人打喷嚏

据调查,一声咳嗽可喷射出 2 万个很小的飞沫,一个喷嚏可射出近 100 万粒飞沫。而且飞沫喷出的速度很快,不到一秒就可以飞出 4.6 米,顺风的话可达 9 米之遥。鼻腔和咽喉部是细菌、病毒聚居最密的地方之一,喷出的飞沫中含有大量的细菌和病毒。一个喷嚏喷出的病菌可高达 8500 万个,这些微小的飞沫可长时间在空中飘浮游动,在无风的室内可以飘浮 30~60 分钟,飘浮时间长者可达 30 小时,飞沫的水分蒸发后,细菌和病毒由随尘土飞扬,继续危害人的健康。如果在面对人或事物的场合下忍不住打喷嚏时,应当立刻掏出手巾或面巾纸,掩住口和鼻子。实在来不及也要转身背向他人或事物,并用手捂住口和鼻子。

## 5. 不大声喧哗

在公共场所不大声喧哗,既是对他人的尊重,也是对自己的尊重,是每位文明市民的基本素质。大声叫喊会使咽喉部充血,发干疼痛,严重时引起发炎。尤其是寒冷的冬天季节,平时讲话也不要高声大语,否则容易感冒。

## 6. 不在禁烟区吸烟

经过多年的公共场所文明行为宣传,绝大多数市民对怎样处理垃圾和不在禁烟区抽烟的认识已到位。至今也有不少人对吸烟还没有正确的认识,有的人到处吸烟,越是人多的地方越是吸得厉害。这既不文明,又不讲卫生。我们要养成不吸烟的好习惯,不在公共场所吸烟。

## 7. 不乱丢垃圾

不在公共场所乱倒垃圾和污水,或吐口香糖,不乱扔废弃物、不损坏绿地和花草树木行为等现象。你如果做点小生意,也要遵纪守法,不去占道经营,不去损坏道路。对于公用电话、邮箱、报栏、座椅、窨井盖、垃圾箱等公共设施要爱护。

## 8. 交通法规要遵守

因为没有遵守交通法规造成的人身伤害太多了。有一组数字:我国交通事故死亡人数每年超 10 万,世界第一,每隔 5 分钟有一人死于车祸。

因此,骑车不要闯红灯、抢道、逆向行驶,过马路要看红绿灯,不乱穿马路、乱翻护栏。要排队候车、依次上下车,这样就有安全的保证。

## 9. 人际交往要热情

人际交往主要在公共场合,我们的行为要对人热情、友善、诚信、守法、文明,这样的交流自己会感到愉快,能为他人做事,如搭乘公交车能主动为老弱病残孕让座,能耐心细致回答别人的求助询问。不断提高自己的素质。到公共场所去,穿衣要整洁干净和说话文明得体、注重礼貌等,都能为自我发展提高信心,有利健康。

中国农民卫生保健丛书

# 外出打工健康必读

# 识别职业病，
# 避免害身体

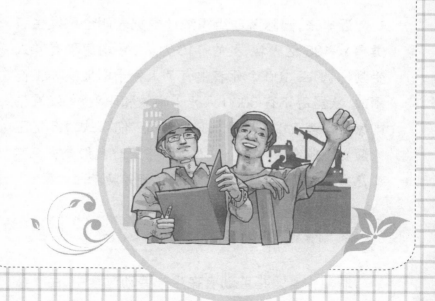

## 1. 什么是职业危害

职业危害是工人在生产劳动过程中和劳动环境中,产生或存在的对劳动者健康和安全有损害的情况。如造漆厂的工人在生产过程中可能会受到化学物的刺激影响健康。再如采石工人容易引起矽肺。这些情况就称为职业危害。

## 2. 职业危害惊人

近年来,国际劳动组织统计数据表明全球发生各类事故 125 亿人次,死亡 110 万人,平均每秒有 4 人受到伤害,每 100 个死者中有 7 人死于职业病和工伤事故,欧盟每年有 8000 人死于事故和职业病,发展中国家每年有 21 万人死于职业病和工伤事故,1.5 亿工人遭受职业伤害。这个惊人的数字提醒我们要重视职业危害这方面的工作,尽全力保护好劳动者的健康。

## 3. 什么是职业中毒

职业中毒是指劳动者在生产劳动过程中,由于接触生产性毒物而引起的中毒。生产性毒物是指生产过程中产生的,存在于工作环境空气中的毒物(在一定条件下较小剂量即可引起人体暂时或永久性病理改变,甚至危及生命的化学物质)。如油漆工没做好防护工作就会每天清晨起床时,感到憋闷、恶心、甚至头晕目眩;虽不吸烟,但经常感到嗓子不舒服,有异物感,呼吸不畅,常有皮肤过敏等毛病,这就是职业中毒。

## 4. 什么是职业病

简单地讲,职业病是指劳动者在生产劳动中因接触粉尘,放射性物质和其他有毒有害因素而引起的疾病。例如铅冶炼工人的铅中毒,粉尘作业人员的尘肺病,潜水作业人员的减压病,皮毛作业人员的炭疽病以及煤炭井下作业工人的关节滑囊炎等。

## 5. 我国的法定职业病有多少种

根据《中华人民共和国职业病防治法》中的规定,原卫生部颁布的《职业病目录》中规定的职业病目录为 10 类 115 种。主要包括:

(1)**尘肺**:包括矽肺、煤工尘肺、石墨尘肺、炭黑尘肺、石棉肺、滑石尘肺等。

(2)**职业性放射性疾病**:包括外照射急性放射病、外照射亚急性放射病、外照射慢性放射病、内照射放射

三、识别职业病,避免害身体

病、放射性皮肤疾病等。

(3)**职业中毒:**包括铅及其化合物中毒、汞及其化合物中毒、镉及其化合物中毒、一氧化碳中毒、二氧化硫中毒、甲苯中毒、甲醇中毒等。

(4)**物理因素所致的职业病:**包括中暑、减压病、高原病、航空病、手臂振动病。

(5)**生物因素所致的职业病:**包括炭疽、森林脑炎、布氏杆菌病。

(6)**职业性皮肤病:**包括接触性皮炎、光敏感皮炎、电光性皮炎、黑变病、痤疮、溃疡、化学性皮肤灼伤、根据《职业性皮肤病诊断标准(总则)》可以诊断的其他职业性皮肤病。

(7)**职业性眼病:**包括化学性眼部灼伤、电光性眼炎、职业性白内障(含放射性白内障、三硝基甲苯白内障)。

(8)**职业性耳鼻喉口腔疾病:**包括噪声性耳聋、铬鼻病、牙酸蚀病。

(9)**职业性肿瘤:**包括石棉所致肺癌和间皮瘤、联苯胺所致膀胱癌、苯所致白血病、砷所致肺癌和皮肤病、氯乙烯所致肝血管肉瘤等。

(10)**其他职业病:**包括金属烟热、职业性哮喘、职业性变态反应性肺泡炎和棉尘病等。

这类工作对人体是有伤害的,工作时要注意防护。

## 6. 职业危害因素是什么意思

职业危害因素是指劳动者在生产劳动过程中，总免不了要接触许多与生产劳动有关的因素，这些因素称为生产性因素，亦即职业性因素。大多数职业性因素对劳动者的健康和劳动能力会产生有害作用，称为职业危害因素。例如开山放炮时肯定有爆炸声，这个声响就是职业因素。它会对劳动者的健康带来或多或少的损害。

## 7. 职业病危害因素有哪几大类

（1）**与生产过程有关的职业危害因素**：在这过程中化学因素和物理因素最为主要。化学因素中有：如硫化氢，汞，苯，通过呼吸道进入我们身体造成中毒。物理因素中有高温、高湿、低温等造成人体伤害。

（2）**与劳动过程有关的职业危害因素**：在这过程中如劳动时间过长，劳动时精神过度紧张的驾驶员。劳动强度特别大的工种，休息不好又加班加点的工作。

（3）**与作业场所卫生条件有关的职业危害因素**：在劳动环境特别差的厂房、车间干活，再如工作场所里光线灰暗，照明不亮，通风不好，噪音强等不良条件，就会

53

造成身体的伤害。

## 8. 职业危害有什么样的特点

生产第一线中事故的隐患和职业的危害可能会同时存在,但隐患容易引起工人的注意,而职业危害容易被忽视,与隐患相比有以下特点:

(1)**常态下有毒有害物质危害不明显**:如平时工作时有毒物质的向外泄漏不太明显,当时无明显不适,但时间一长,对人体的损害就会出现。

(2)**职业危害造成危害的人数较多**:凡是在同一环境中的劳动者,如果劳动岗位上突然出现毒气泄漏,那在同一环境里大多数的人员都会出现中毒。

(3)**有一定的潜伏期**:职业病不是很快就出现症状的,而是有一定的潜伏期,有的可长达成 20 几年。因为有的毒物在人体内积聚到一定量时,才会引起病变。

(4)**职业危害可能影响后代**:有的职业病不但会引起妇女本人的健康,还有可能影响到胎儿的发育。

## 9. 不同行业有不同的职业损害

(1)**煤矿及非煤矿山行业职业危害与职业病**:危害主要包括粉尘,噪声和振动,高温、高湿和有毒物质四大类,其中以粉尘危害造成的尘肺病最为突出。

①粉尘:粉尘是煤矿生产过程中主要的有害因素,现代矿井掘进工作面大都实施综合机械化掘进,在掘进、装岩、清理、运输及支护等过程中,均能产生大量游离二氧化硅含量较高的粉尘;进行凿岩时,也会产生大量粉尘。采煤工作面主要实施综合机械化采煤,在割煤、装煤、运煤及支护过程均会产生粉尘。

②噪声与振动:煤矿行业噪声与振动来源:煤矿行业是高噪声行业之一,噪声污染相当严重,从井下的采煤、掘进、运输、提升、通风、排水、压气,到露天矿的开采、地面选煤厂的分选加工,以及机电设备的装配维修等,可以说噪声无处不在。煤矿噪声具有强度大、声级高、稳态噪声多等特点,对作业场所污染严重。

③高温、高湿:煤矿井下气象条件的基本特点是气温高、湿度大、温差大、不同地点气流大小不等。

④有毒物质:在矿井空气中,存在沼气、一氧化碳、二氧化碳、氮氧化物,以及硫化氢等有毒有害物质,这些物质主要以气体状态存在。在非煤矿山中,也存在有毒固体矿物,如铅、锰等金属和类金属矿等。

### (2)化工行业职业危害与职业病

化工行业的生产过程多种多样,使用的化学品种类也相当的多,不同行业所使用的化学品也千差万别。以应用较多的酸碱、化肥、涂料染料、塑料及化学农药生产过程为主。

常见职业病

①职业中毒:主要侵害呼吸道等引起中毒。

②尘肺病:主要侵害呼吸道等引起中毒。

**(3)机械制造工业职业危害与职业病**

机械制造工业范围很广,包括运输工具、机床、农业机械、纺织机械、动力机械和精密仪器等各种机械的制造,一般有铸造、锻造、热处理、机加工及装配车间,工种混杂,但职业危害因素大致相同。

①职业危害因素:包括生产性粉尘、高温及热辐射、有害气体、噪声、振动、紫外线等。

②常见职业病:铸工尘肺,磨工尘肺,肺铸造热中暑,电光性眼炎等。

**(4)建筑施工行业职业危害与职业病**

建筑行业作为高危行业,2007年、2008年其职业病发病的病例均排在全国各行业发病数的第三位,实际接触职业危害的作业人员在全国接触职业危害的人数中接近40%。建筑行业的职业健康安全工作越来越引起人们的关注。

①职业危害因素:包括粉尘、噪声、高温、振动、密闭空间、化学毒物等。

②常见的职业病:建筑施工行业由于接触的职业危害因素较多,作业工人可能患的职业病也较多,如粉尘可导致各类尘肺病,噪声可导致噪声性耳聋,高温可导致中暑,振动可导致手臂振动病,化学毒物可导致职

业性皮肤病、职业性眼病、职业中毒等,异常气压可导致高原病等,电离辐射可导致职业性放射性疾病,拆卸等作业可导致森林脑炎、布氏杆菌病、炭疽病等等。

## 10. 职业危害的防护

矽尘对健康的影响主要由石英引起,石英在矿石里含量最多。因此在冶金爆破,开山筑路,矿石运输等工作中,如不做好防护,吸进石英的机会就很多而造成矽肺,慢性支气管炎,肿瘤等。因此要积极地做好防护。

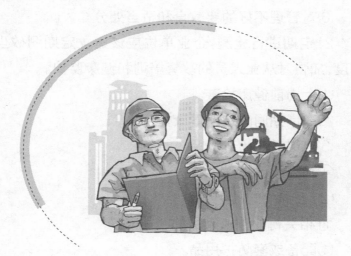

认识职业病的危害

### (1)矽尘的防护

①严格控制作业场所中的矽尘含量。

②根据实际情况选择湿式或干式捕尘措施。

③采取原料替代品。

④多种措施同时采用:因限于技术条件,不能采取湿式作业的,可以采取密闭吸尘的措施。有些作业场所还可以同时采取湿式作业措施和密闭吸尘措施。

1)加强监督和管理

①企业严格按照国家相关标准设计施工。

②施工、生产部门制定具体防尘措施。

③设立专管机构和人员。

④明确责任制。

⑤定期检修防尘设备。

⑥对管理不好的要教育和适当处分。

2)定期进行检测:企业单位应该建立定期测矽尘制度,加强对从业人员的教育培训和健康监护。

①上岗前健康检查。

②在岗期间的定期健康检查。

③离岗健康检查。

④加强统计报送工作。

**(2)石棉尘的防护**

1)相关行业作业人员的个体防护

①配备成套防护用品。

②定期检查更新防护用品。

③设置防护用品专门存放区域。

④对石棉作业人员要加强宣传吸烟的危害,说服

他们戒烟。

2）相关行业石棉尘控制办法

采取有效的防尘技术措施：

①推行湿式作业抑制粉尘的产生。

②用局部抽出式通风除尘设备，捕集已产生的粉尘。

③采用表面处理的方法改变纤维表面形态，可降低石棉纤维的危害性。

3）加强管理

①厂区设计科学，符合国家相关规定。

②配套设施齐全。

③安全警告清晰明确。

④健全的管理制度和操作规程。

⑤加强教育和培训。

**（3）煤尘的防护**

作业场所中煤尘的职业卫生标准：

控制煤矿粉尘浓度是防止煤矿工作有关疾病，特别是煤工尘肺发生的根本办法，也是煤矿安全生产的要求，其目的就是使作业场所粉尘浓度达到或低于国家有关法规和标准的要求。

**煤尘污染的控制包括**

①减少和抑制尘源的产生。

②降低悬浮矿尘。

③通风除尘。

④湿式作业。

⑤磁化水抑尘。

⑥泡沫除尘。

**(4)水泥尘的防护**

①设防尘控制室。

②磨料除尘。

③破碎机除尘。

④包装机除尘。

⑤水泥物料输运及储存除尘。

⑥作业人员在工作中必须佩戴防尘口罩和防尘服等个体防护用品。

**(5)石墨尘的防护**

控制石墨尘的浓度要采取综合防尘措施,灵活运用防尘的八字方针。由于石墨尘与煤尘有一定类似性,因此,石墨尘的技术控制措施参加煤矿粉尘的控制。

**(6)金属粉尘的防护**

①做好防尘、降尘工作:做好厂矿企业生产过程中的防尘、降尘工作是预防金属粉尘的关键。金属粉尘的防尘措施具体方法可归纳为"宣(宣传教育)、革(技术革新)、水(湿式作业)、密(密闭)、风(通风)、护(个体防护)、管(加强管理)、查(监督监测)"八字防尘方针。

②定期进行健康检查:接触金属粉尘的作业人员应进行就业前健康检查,在从业后应定期进行健康检

查。健康检查的目的是为了及时发现金属性尘肺患者及职业禁忌证。检查项目应包括以呼吸系统为主的内科检查和胸片,必要时进行其他检查。定期健康检查期间应根据国家《职业性健康检查管理规定》进行。

**(7)有机粉尘的防护**

①采取有效措施尽可能减少不必要的接触。

②采用有效的通风除尘设备:为了避免和减少工作场所有机粉尘危害,应从生产设备入手,选用先进合理的机械设备,辅以一定的防尘、除尘措施。应革新加工机械设备,实行自动化、半自动化生产和密闭式生产,提倡湿式作业,减少有机尘产生。工作场所应增加通风和除尘设备,并保持通风和除尘的良好状态。

③做好个体防护工作:工人在工作时间应穿好工作服,戴好口罩,减少皮肤裸露;不在工作场所吃饭、喝水、抽烟,尽量减少有机尘和有害物质的吸入。

**(8)其他粉尘的防护**

1)滑石粉尘的防护

①滑石粉尘的控制应采取综合防尘措施,如湿式作业和抽风除尘。

②对滑石的类型、来源及其共存的非滑石矿物加以记录,了解滑石的类型和石棉与游离二氧化硅的含量,明确其危害程度。

③定期测定作业场所的粉尘浓度,将其控制在容许浓度之下。

④作业场所应配有有效的防尘设备,确保设备有效运转,同时做好个人防护及定期体检和环境检测。

2)云母粉尘的个体防护

云母粉尘的控制应采取综合防尘措施并定期测定作业场所的粉尘浓度,将其控制在容许浓度之下。接触粉尘的工人应进行就业前体检和岗中定期体检。

3)砷尘的防护和污染控制

①砷作业车间内,对产生设备应密闭化,对砷尘进行回收;使用的建筑材料和排泄管道要用不漏水材料制作。

②有产生砷尘的场所安装通风装置,防止气体溢散。加热工序应在通风柜内进行操作,产生粉尘作业应采用下方排风。

③作业时应穿戴工作服、胶鞋、橡皮手套,戴有效防尘口罩或防毒面具,工作后应淋浴。

④严禁在工作场所吸烟、进食及饮水。

⑤对从事砷作业的工人要定期体检,有呼吸道疾病、肝肾、血液疾病及皮肤疾病者应调离有砷作业岗位。

4)炭黑尘的个体防护和污染控制

控制炭黑粉尘的浓度要采取综合防尘措施,灵活运用防尘的八字方针。根据炭黑粉尘质轻易飞扬,且长期漂浮空气中的特点,如密闭不严,可造成生产车间空气中粉尘浓度极高(如 600 毫克每立方米)。因此,防尘工作的重点应放在密闭除尘上。

## 11. 怀疑自己得了职业病怎么办

劳动者怀疑自己得了职业病,可以在用人单位所在地、本人户籍所在地或者经常居住地,到有资质的医院,也就是依法承担职业病诊断的医疗卫生机构进行职业病诊断。请他们看一看自己是否得了职业病。到一般的医院去看是没有用的。

## 12. 如何预防职业病

### (1)要用好劳动防护用品

在日常安全生产管理中,为避免事故的发生,要做好安全管理和安全技术工作,最重要的是要按照要求穿戴好劳动防护用品。劳动防护用品的发放和管理是一个很重要的环节。因为无论安全管理多完善,生产过程有时还会有意外事故发生。因此劳动者的个人防护,即劳动者安全和卫生保护是最基本的防护。这件事主要靠自己的重视和按规范用好防护用品。

1)劳动防护用品有哪几类

劳动防护用品,是指保护劳动者在生产过程中的人身安全与健康所必需的一种防御性装备,对于减少职业危害起着相当重要的作用。劳动防护用品可按照防护部位分为 8 类。

◎ 安全帽类

安全帽是用于保护头部，防撞击，防挤压，防坠落伤害的护具。主要有塑料、橡胶、玻璃、胶纸和竹藤安全帽。

主要防护作用包括

①防止突然飞来的物体对头部的打击。

②防止从 2~3 米以上高处坠落时头部受到伤害。

③防止头部遭电击。

④防止化学和高温液体从头顶浇下时头部受到伤害。

⑤防止头发被卷进机器里或暴露在粉尘中。

◎ 呼吸护具类

呼吸护具是预防尘肺和职业病的重要护品，是防御缺氧空气和尘毒等有害物质吸入呼吸道的防护用具。按用途可分为防尘护具、防毒护具、供氧护具三类，按作用原理分为过滤式护具、隔离式护具两类。

◎ 眼防护具类

眼防护具是用以保护作业人员的眼睛、面部，防止外来伤害的个体保护器具，分为接用眼防护具、炉窑用眼防护具、防冲击眼防护具、微波防护具、激光防护镜以及防 X 射线、防化学、防尘等眼防护具。

◎ 听力护具类

长期在 90 分贝以上或短时间在 115 分贝以上环

境中作业时应该使用听力护具。听力护具有耳塞、耳罩和帽盔三类。

◎ 防护鞋类

防护鞋可在作业时保护足部免受伤害。目前主要的防护鞋产品有防砸、绝缘、防静电、耐酸碱、耐油、防水、防寒、防刺穿等。

◎ 防护手套类

防护手套用于作业人员的手部保护，主要有耐酸碱手套、电工绝缘手套、电焊手套、防 X 射线手套、石棉手套等。

◎ 防护服类

防护服用于保护作业人员免受劳动环境中的物理、化学因素的伤害。按防护功能可将防护服分为健康型防护服，如防辐射服、防寒服、隔热服及抗菌服等；安全型防护服，如阻燃服、阻燃防护服、防静电服、防弹服、防刺服、宇航服、潜水服、防酸服及防虫服等；为保持穿着者卫生的工作服，如防油服、防尘服及防水服等。要根据不同的工作使用不同的防护用具。

◎ 防坠落具和护肤用品

防坠落具用于防止坠落事故发生。主要有安全带、安全绳和安全网。护肤用品用于外露皮肤的保护，分为护肤膏和洗涤剂。

2)自觉用好劳保用品不能马虎

用好了劳保用品就可以大大地减少在劳动中发生

的劳动损害,甚至于可以达到保命的目的。自己的粗心大意,一时疏忽,麻痹大意,没有使用好防护措施,往往会造成人命关天的大祸。有了劳保用品用不好,等于自己害自己。

### (2)依法维护劳动者健康

农民工如果因职业工作出了健康问题,可依据这些法规的规定,向当地卫生行政部门、劳动监察部门和安全监察部门提出投诉,以便得到满意的解决。

涉及这方面的国家法规主要有《劳动法》《安全生产法》《妇女权益保护法》《职业病防治法》《尘肺病防治条例》《放射性同位素与射线装置防护条例》《使用有毒物品作业场所劳动保护条例》《职业健康监护管理办法》《女职工劳动保护规定》等。农民工可以向法律工作者咨询,以法保护自身合法权利。

### (3)如何防止职业病发生

预防职业中毒的办法还有卫生防护措施和个人防护措施。

卫生防护措施包括相关单位要依法制定安全操作规程和卫生规定,并严格遵守,定期监督作业场所的有毒物质浓度,接触有毒作业人员定期进行体格检查。

另外,自己如何来防止职业病是最为重要的,自己在思想上要高度重视,如就业前的体格检查也很重要。个人防护措施包括呼吸防护器、防尘服、防毒服、防热辐射服、防腐蚀服等个人防护用品,这些用品应该定期清洗、更换，定期存取，不能和日常生活服装一起存放，更不能将其带到公共场所或拿回家，以免危害他人，养成良好的卫生习惯是预防职业中毒的有效措施，如不能在岗吸烟、进食，饭前洗手，工作后淋浴等。保健膳食也是预防职业中毒的方法之一。

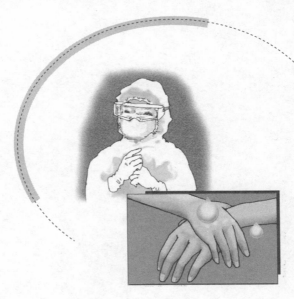

防止职业病不能马虎

四

# 看懂安全标记，
# 事故才能少

这菜变味了，
不吃又可惜！

在我们的日常工作和日常生活中都可能存在着不安全的因素。为了大家的安全,很多的部门想出了许多办法,做成了很多的安全标记,提醒人们注意安全。例如交通安全,用电安全,各种操作安全等,如果我们能看懂,记牢和熟练引用这类标记,养成习惯,使习惯成自然。这样,就可以大大地减少事故的发生。请你一定要记牢。

## 1. 触目惊心的伤亡

据统计,我国每年有10多万人死于工伤,伤残几百万人。其中,进城打工的农民工平均死亡率大约为1.5%,伤残率大约为5%。这些安全生产事故主要集中在矿山开采、建筑施工、危险化学品生产等高危企业。与有形的伤残相比,更可怕的伤害是无形而缓慢的侵蚀。目前我国仅尘肺病人就累计达55万人,还有60多万可疑尘肺人员,新发尘肺病人目前仍以每年1.5万~2万例的速度增长。我国的劳动力资源正在遭受着严重的损耗,我国的人力资源遭到掠夺性的"开采"。职业安全与健康问题已经成为影响整个人类社会健康发展的重要制约因素。

我们抄录了一个地方的安全形势的数字,很惊人。

今年以来,某市安全生产形势保持了总体稳定的态势,各项安全生产控制指标均在时序进度内。1~10

月份,累计发生事故980起,死亡327人,占省控指标的75%,同比分别下降12.11%、12.8%;其中工矿商贸事故14起,死亡21人;道路交通事故460起,死亡302人;火灾事故486起,死亡1人;农机事故20起,死亡3人。安全生产事故发生百日大检查将突出重点行业领域,切实加强安全监管,坚决防范较大以上事故的发生。这些重点行业领域有:交通运输、建筑施工、危险化学品、烟花爆竹、冶金等其他工业、消防、海洋渔业等其他重点行业。向你介绍这类资料是要说明人身安全形势,以提高我们的认识,做好各种防护,尽量做好安全工作。

## 2. 农民工工伤后怎么办

如果有了工伤,一定要维护自己的权利,并做好以下准备工作:

**(1)先申请工伤认定。**

单位应自事故伤害发生之日起30日内,受伤害职工在事故伤害发生之日起1年内,可以直接提出工伤认定申请。工伤认定申请应当填写《工伤认定申请表》,并提交:

①劳动合同文本复印件或其他建立劳动关系的有效证明(如果是事实劳动关系,用人单位不承认,则应向劳动争议仲裁委员会申请确认事实劳动关系)。

四、看懂安全标记,事故才能少

②医疗机构出具的受伤后诊断证明书等。

**(2)劳动能力鉴定(伤残等级鉴定)**

工伤职工停工留薪期满或期内伤情处于相对稳定状态,可提出劳动能力鉴定申请,填写《工伤职工劳动能力鉴定(确认)表》,提交:

①工伤认定决定书或《工伤证》的复印件1份;

②被鉴定人的身份证复印件1份、一寸照片2张;

③被鉴定人的病历、诊断证明、理化检验报告、CT、X线片等诊疗资料的复印件;

④其他。

**(3)工伤待遇。伤残包括:**

①医疗费。

②住院伙食补助费。

③护理费。

④一次性伤残补助金:劳动者月工资 × 法定月份数(不同的伤残等级月份数不等)。

⑤一次性医疗补助金:职工平均月工资标准 × 法定月份数(不同的伤残等级对应不同的月份数)。

⑥一次性伤残就业补助金或伤残津贴。

⑦停工留薪期工资:治疗时间(不同伤情时间不同)×劳动者受伤前12个月平均工资。

⑧后续治疗费。

⑨残疾辅助器具费。

⑩交通费等。

为保护自己的权利,也可向法院提出诉讼,主张权利。

安全标志到处都有,要看懂,更要做到

(1)禁止标志:提醒人们禁止有下列行为

禁止拍照

禁止自带酒水

禁止带宠物

禁毒标志

禁止大声喧哗

禁止追逐打闹

禁止随地吐痰

禁止行人通行

禁止攀爬

禁止停留

禁止路灯下看书

禁止触摸

73

四、看懂安全标记,事故才能少

(2) **警告标志**: 提醒人们注意周围的环境, 避免发生危险。

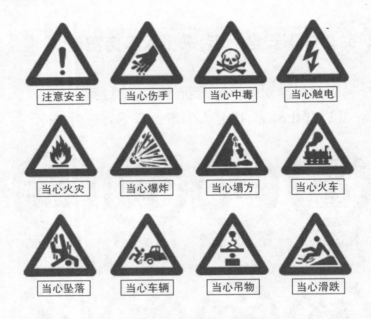

(3) **指令标志**: 强制要求人们必须做出某种工作或采取某种措施。

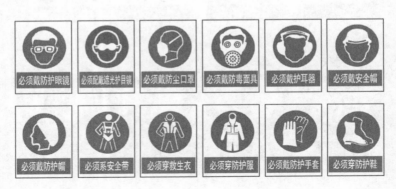

（4）**指示标志**：给人们提供某种信息，如标明安全设施或安全场所。

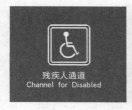 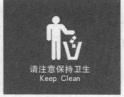 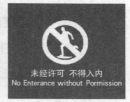

要养成好习惯，到一个新的环境，要仔仔细细的看好各种标志，关键时刻就能安全。

## 4. 遇险要打求助电话

常用的报警电话有：

报警 110

火警 119

医疗救护 120

交通事故报警 122

高速公路报警 12122

森林火灾报警 12119

城管指挥中心 12319

水上搜救 12395

电力客服中心 95598

政务信息咨询 96128

电话查询 114

电信热线 10000

移动热线 10086

旅游投诉 96927

自来水抢修 96106

民航查询 96566

拨打各类求救电话时应保持镇静,讲话要清楚,分清事情的主次。说明灾害事故的性质、发生事件、地向范围和严重程度,并告诉本人的姓名和联系方式。必要时派人到路口等候引导。没有突发灾害事故,谎打求救电话是要承担法律责任的。

注意:要教育儿童不要搞恶作剧。

# 加强岗位防护
# 要靠自己

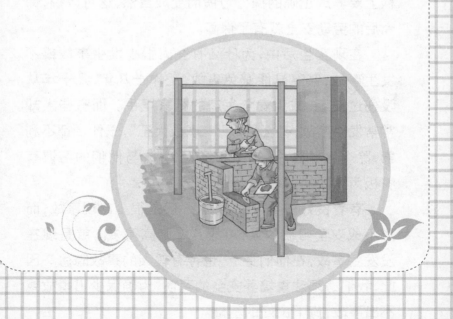

## 1. 要想不出事只有靠自己

　　养成在岗位上的安全好习惯是劳动安全最重要的保证。所谓"习惯"，就是由于重复的练习而巩固下来的并变成需要的行动方式。良好的习惯有利于个人的和集体生活的安排，不良习惯会起有害作用。

　　在自己的子女或亲友外出时，有人时常告诉他们"路上要注意，上下车要小心。"路上注意什么、小心什么，这就是培养安全意识的习惯。例如在劳动操作规程上要养成正确的操作习惯而变成自然，这可以说，你今后的劳动安全就有了保障。

　　在现实生活中，为什么有些人很少发生事故或不发生事故，甚至是能避免事故，工作十几年、几十年从没伤过皮毛，成为安全生产的行家里手。而有些人却常常发生事故，甚至是成了"事故大王"，干什么都不利索，除个人的性格、知识和经验之外，与他们的习惯有着极为重要的关系。

　　有着良好安全习惯的人，一般是很少出现事故，而形不成安全习惯的人，事故几率则高得多。就是现在没发生事故，在他们身上，也存有较大的事故隐患。因此，我们必须注重培养安全的习惯，为确保少出事故或不出事故，打下良好的基础。

### （1）高温作业的防护

①补充水分盐分：由于在高温环境下作业，人体大量出汗，造成体内的水分和钾、钠等丢失；可引起水盐代谢紊乱，所以只有通过供给足够的含盐饮料，才能补充水和盐分的丢失。

补充水和盐量的多少要取决于出汗量和食物中的含盐量。一般每日供水量 3.5 升，盐 20 克左右，如三餐膳食已供给 12~15 克的盐，则饮料中只需补充 8~10 克盐，这些食盐可配成 0.2% ~0.3% 的盐开水，含盐汽水、盐茶水也能补充。茶叶中的鞣酸能促进唾液分泌，解渴效果更好。

需要注意的是饮水量太多于身体不利，它可增加人体心脏、胃肠道和肾脏负担，甚至引起水中毒。饮水时不可快饮暴饮，要少量多次，每次饮水量最好为 150~200 毫升，水温以 15~20℃为宜，大量出汗后暴饮淡水可能会引起胃痉挛。

②食物供给：由于高温环境下作业，人体过热，蛋白质分解代谢增强，故食物应补充优质蛋白质，可吃瘦肉、鸡蛋、牛奶和豆制品。

人体大量出汗不仅造成体内水和钠的丢失，在高温环境下易发生中暑,所以食物中应注意多种矿物质补充,可多吃含钾丰富的豆类、水果蔬菜和含钙镁丰富的鸡蛋、虾皮、牛奶等。

大量出汗可引起水溶性维生素的丢失。所以应多吃水果和蔬菜。

③防护措施

● 加强医疗预防工作:对高温作业者,应进行就业前的体格检查。知道自己的身体情况。凡有心血管系统器质性疾病,持续性高血压、溃疡病,活动性肺结核以及肝、肾、内分泌疾病等,均不宜从事高温作业。

● 加强防护设施:合理设计和改革工艺流程,尽量减少工人接触高温的机会,采取热绝缘、热屏挡热措施可防止热辐射,保持工作环境通风,可防止对流热,也能创造良好的气象条件。

● 加强个人防护:工作服应以耐热、通气性能良好、导热系数小的织物制成,宜宽大,便于操作。防止热辐射,用铅反射防热服较白帆布服为优,还应佩戴防热面罩、帽、鞋盖、护腿等个人防护品,特殊情况下可穿冷风衣。

● 高温中暑的急救:中暑是在高温作业环境下工作,由于热平衡障碍或水盐代谢紊乱而引起的一种以中枢神经系统和心血管系统障碍为主要表现的急性疾病。中暑分先兆中暑、轻症中暑和重症中暑三种。

◎ 先兆中暑：在高温作业场所劳动一段时间后，作业人员会有全身疲乏、四肢无力、头昏、头痛、耳鸣、心悸、胸闷、恶心、口渴、大量出汗、注意力不能集中等症状，体温正常或略有升高，不超过37.5摄氏度。作业人员离开高温环境后，短时间内可恢复正常。

◎ 轻症中暑：有先兆中暑的症状，同时体温在38摄氏度以上，伴有面色潮红，皮肤灼热等现象或有呼吸及循环衰竭的早期症状，如面色苍白，恶心、呕吐、大量出汗、皮肤湿冷、血压下降、脉搏快而弱等情况。

◎ 重症中暑：是指具有上述症状并在工作时突然昏倒或痉挛，或皮肤干燥无汗，体温在40摄氏度以上的情况。

**中暑的急救**

①先兆中暑和轻症中暑应使患者迅速离开高温作业环境。重症中暑必须紧急抢救，治疗原则是迅速降低过高的体温，纠正水、电解质紊乱和保持酸碱平衡，积极防治休克、脑水肿等。具体措施是先降温，包括物理降温和药物降温。

②发现自己和其他人有先兆中暑和轻症中暑表现时，首先要做的是迅速撤离引起中暑的高温环境，选择阴凉通风的地方休息，并多饮用一些含盐分的清凉饮料。还可以在额部、颞部（太阳穴）涂抹清凉油、风油精等，如果出现血压降低、虚脱时应立即平卧，及时去医

院静脉滴注盐水。

③对于重症中暑者,除要立即把中暑者从高温环境中转移至阴凉通风处外,还应该迅速将其送至医院,同时采取综合措施进行救治。若离医院远,应将患者脱离高温环境,用湿床单或湿衣服包裹患者并强力扇风,以增加蒸发散热。若患者出现发抖,应减缓冷却过程,因为发抖可增加核心温度。

**(2)如何防止有毒有害物质**

为预防有毒有害物质进入人体,应贯彻预防为主的方针,采取综合治理的措施。

①通过技术革新、工艺改革、通风排毒等措施:消除或减少生产环境中有毒有害物质的发生,以降低生产环境中有毒有害物质的浓度,减少有毒有害物质进入人体的可能性。

②加强卫生监督管理:以保证生产环境中有毒有害物质的浓度符合国家现行法规或卫生标准的要求。要舍得投资安装防护装置,因为急性和慢性中毒导致的经济损失远远大于防护装置的投入。

③加强个人防护,养成良好的卫生习惯:以防止有毒有害物质经呼吸道、皮肤和消化道进入人体。

**·(3)如何防止噪音和强光**

①什么是生产性噪声:在生产过程中产生的一切声音都可以称为生产性噪声或工业噪声,听了会使人感到厌烦。根据噪声来源可将其分为机械性噪声、空

气动力性噪声和电磁性噪声。

◎ 机械性噪声：是指由于机械的撞击、摩擦、转动而产生的噪声，如纺织机械、球磨机、电锯、机床等发出的声音。

◎ 空气动力性噪声：是指空气流动或物体在空气中运动引起空气产生涡流、冲击或者压力突变导致空气振动而形成的噪声，如风扇、风机、空压机等产生的噪声，均属于空气动力性噪声。

◎ 电磁性噪声：是指由于电机中交变力相互作用而产生的噪声，如发电机、变压器等发出的嗡嗡声。

◎ 噪声对健康的损害

噪声可引起暂时性听力下降。噪声可引起头痛、头晕、耳鸣、心悸及睡眠障碍等神经衰弱综合征，接触高频噪声的作业人员表现为疲倦、易激怒、心血管系统损害，心率加快或减慢，血压不稳，心电图有异常改变，食欲减退，消化能力减弱。

②如何控制噪声

◎ 控制噪声源

● 采用无声或低声设备代替发出强噪声的设备，如用无声液压代替高噪声的锻压。

● 隔离噪声源，如设备外加隔声罩，建立操作间等。

● 提高设备精度，以减少机械部件的撞击和摩擦。

◎ 控制噪声的传播

● 包括吸声措施、消声措施、隔声措施。

◎ 卫生保健措施

● 个体防护措施:常用的防噪声个体防护品有耳塞、防噪声耳罩和防噪声帽盔等。

● 健康监护措施:接触噪声的作业人员应进行就业前体检,以取得听力的基础资料,如发现患有明显听觉器官、心血管及神经系统器质性疾病者,应禁止其参加强噪声的工作。

● 合理休息:合理安排劳动和休息,避免长时间处于高噪声环境中也是远离职业伤害的有效措施之一。

### (4)如何防止高处坠落事故

①对从事高处作业人员要坚持开展经常性安全宣传教育和安全技术培训,使其认识掌握高处坠落事故规律和事故危害,牢固树立安全思想和具有预防、控制事故能力,并要做到严格执行安全法规,当发现自身或他人有违章作业的异常行为,或发现与高处作业相关的物体和防护措施有异常状态时,要及时加以改变使之达到安全要求,从而为预防、控制高处坠落事故发生。

②高处作业人员的身体条件要符合安全要求。例如不准患有高血压病、心脏病、贫血、癫痫病等不适合高处作业的人员,从事高处作业;对疲劳过度、精神不振和思想情绪低落人员要停止高处作业;严禁酒后从事高处作业。

③高处作业人员的个人着装要符合安全要求。例如,根据实际需要配备安全帽、安全带和有关劳动保护用品;不准穿高跟鞋、拖鞋或赤脚作业;如果是悬空高处作业要穿软底防滑鞋。不准攀爬脚手架或乘运料井字架吊篮上下,也不准从高处跳上跳下。

④要按规定要求支搭各种脚手架。如,架子高度达到 3 米以上时,每层要绑两道护身栏,设一道挡脚板,脚手板要铺严,板头、排木要绑牢,不准留探头板。

使用桥式脚手架时,要特别注意桥桩与墙体是否拉顶牢固、周正。升桥降桥时,均要挂好保险绳,并保持桥两端升降同步。升降桥架的工人,要将安全带挂在桥架的立柱上。升桥的吊索工具均要符合设计标准和安全规程的规定。

使用吊篮架子和挂架子时,其吊索具必须牢靠。吊篮架子在使用时,还要挂好保险绳或安全卡具。升降吊篮时,保险绳要随升降调整,不得摘除。吊篮架子与挂架子的两侧面和外侧均要用网封严。吊篮顶要设头网或护头棚,吊篮里侧要绑一道护身栏,并设挡脚板。

提升桥式架、吊篮用的倒链和手板葫芦必须经过技术部门鉴定合格后方可使用。倒链最少应用 2t 的,手板葫芦最少应用 3t 的,承重钢丝绳和保险绳应用直径为 12.5 毫米以上的钢丝绳。另外使插口架、吊篮和桥式架子时,严禁超负荷。

⑤要按规定要求设置安全网,凡 4 米以上建筑施工工程,在建筑的首层要设一道 3~6 米宽的安全网。如果高层施工时,首层安全网以上每隔四层还要支一道 3 米宽的固定安全网。如果施工层采用立网做防护时,应保证立网高出建筑物 1 米以上,而且立网要搭接严密。并要保证规格质量,使用安全可靠。

⑥要切实做好洞口处的安全防护。具体方法,同洞口坠落事故的预防、控制措施相同。

⑦使用高凳和梯子时,单梯只许上 1 人操作,支设角度以 60°~70° 为宜,梯子下脚要采取防滑措施,支设人字梯时,两梯夹角应保持 40°,同时两梯要牢固,移动梯子时梯子上不准站人。使用高凳时,单凳只准站 1 人,双凳支开后,两凳间距不得超过 3 米。如使用较高的梯子和高凳时,还应根据需要采取相应的安全措施。

⑧在没有可靠的防护设施时,高处作业必须系安全带,否则不准在高处作业。同时安全带的质量必须达到以使用安全要求,并要做到高挂低用。

⑨登高作业前,必须检查脚踏物是否安全可靠,如脚踏物是否有承重能力;木电杆的根部是否腐烂。严禁在石棉瓦,刨花板、三合板顶棚上行走。

⑩不准在六级强风或大雨、雪、雾天气从事露天高处作业。另外,还必须做好高处作业过程中的安全检查,如发现人的异常行为、物的异常状态,要及时加

以排除,使之达到安全要求,从而控制高处坠落事故发生。

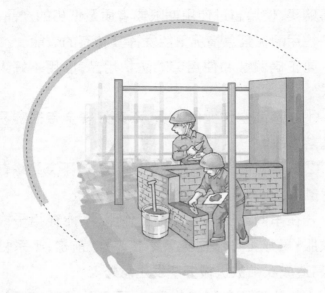

做好安全防护

### (5)劳保用品用不好,人命关天

劳动防护用品,是为劳动者在生产过程中为免遭或者减轻人身伤害和职业危害所配备的防护装备。正确使用劳动防护用品,是保障人身安全与健康的重要措施。为此要注意以下几点:

● 生产经营单位应当建立健全有关劳动防护用品的管理制度。要加强劳动防护用品的购买、验收、保管、发放、更新、报废等环节的管理,监督并教育从业人员按照使用要求佩戴和使用。

● 提供的防护用品必须符合国家标准或者行业标准。不得以货币或者其他物品替代劳动防护用品,也不得购买、使用超过使用期限或者质量低劣的产品,确保防护用品在紧急情况下能发挥其特有的效能。

要正确佩戴和使用劳动防护用品,应用不好人命关天

①从事高空作业的人员,不系好安全带很容易发生坠落事故。

②从事电工作业(或手持电动工具)不穿绝缘鞋易发生触电。

③在车间或工地要求穿工作服,不能穿裙子或休闲衣服;虽穿工作服但穿着不整,敞着前襟,不系袖口等,易造成衣袖被机械缠绕发生意外。

④长头发要盘到工作帽中,否则头发甚至于头部也会被机械卷入。

⑤要正确戴手套。有的该戴不戴,造成手的烫伤、刺破等伤害。有的不该戴而戴,造成卷住手套甚至连手,连胳膊卷进机器里的伤害事故。

⑥不及时佩戴适当的护目镜和面罩,使面部和眼睛受到飞溅物伤害或灼伤,或受强光刺激,造成视力伤害。

⑦不正确戴安全帽,当发生物体坠落或头部受撞击时,造成伤害事故。在工作场所不按规定穿用劳保皮鞋,造成脚部伤害。

⑧不能正确选择和使用各类口罩、面具,不会熟练使用防毒护品而造成中毒伤害。

⑨在其他需要进行防护的场所,如噪声、振动、辐射等,也要正确佩戴和使用劳动防护用品,从而保护自己的人身安全和健康。

中国农民卫生保健丛书

# 外出打工健康必读

# 如何应对突发情况

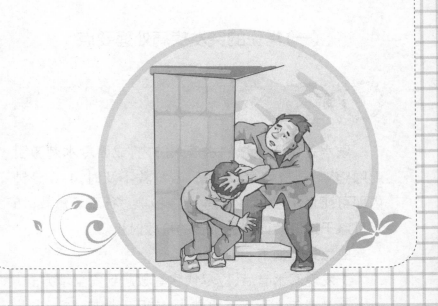

◎ 哪些是突发情况：突发危险情况在这儿讲的是指突然发生的危及到生命的一些情况，如各种自然灾害，突然发病，交通事故，电器伤亡事故，食物中毒等引起人命关天的病，这些情况都需要我们引起特别注意。

◎ 遇到突发危险要镇静：人的一生中可能会遇到某种疾病的突发情况，如果平时没有一点这类知识，在遇到突发危急情况时，你可能只有害怕而没有办法，那可能会带来严重后果。因此你应该多看报刊杂志，电视节目，多知道点有关知识。当真的危险来临时，保持脑子清楚，不要惊慌失措，选择逃生之路，选择适当方法自救和救人，来应对突发危险。

# （一）常见的突发疾病处理要点

## 1. 溺水

溺水是由于大量的水灌入肺内，或因冷水刺激引起喉痉挛，造成窒息或缺氧，若抢救不及时，4~6分钟内即可死亡。因此，必须争分夺秒地进行现场急救，切不可急于送医院而失去宝贵的抢救时机。

**应急处理如下**

①发现溺水者后，应尽快将其救起到安全地方。

②未成年人不宜下水救人，应马上拨打110，求助

120。

③将溺水者平放在地面上,头转向一侧,清除口腔和咽喉部的杂物,保持呼吸道通畅。

④当溺水者呼吸停止或极其微弱时,应立即实施人工呼吸。

⑤天冷时注意为溺水者保暖。

⑥如果是自身落水,要保持镇静,应仰卧,头向后,口鼻向上露出水面,等人来救。

## 2. 触电

触电是由于人体直接接触电源,一定量的电流通过人体后,致使组织损伤或引起功能障碍甚至导致死亡。触电时间越长,机体的损伤越严重。低电压电流可使人心跳停止或发生心室纤维颤动,继而呼吸停止。高电压电流由于对人体中枢神经系统形成强力刺激,可先使呼吸停止,再随之心跳停止。儿童误触电路或成人使用漏电设备,以及火灾、雷电、地震和大风灾害等导致漏电,都是造成触电的主要原因。

**应急处理如下**

①在确保自身安全的前提下进行施救,切勿盲目施救,以免造成不必要的伤亡。

②快速切断电源,关闭电闸并立即通知相关部门。

③当触电者仍在漏电的运行机器上时,应尽快用

干燥的绝缘棉被、棉衣将伤病者推开。

④高压电触电的现场救护工作非常危险,除非在确定电源已完全切断后,方可施救,否则任何人必须远离高压电缆 18 米以上。

⑤触电者自高空跌下后,常合并全身多部位的复合伤,应紧急医治,监护转运。

⑥遇到心跳呼吸停止时,应立即施行心肺复苏术。

⑦原地呼救,求助他人帮助,并紧急拨打 120 急救。

⑧在转运途中应继续上述救护措施。

⑨电灼伤局部应就地取材合理包扎,再送医院抢救。

## 3. 中暑

在烈日高温环境中工作,人体往往很难适应,若是体内产生的热量不能及时散出,便会积聚产生高热,称为中暑。若不急于治疗,可能引起抽搐、永久性脑损害或肾脏衰竭等症,甚至直接导致死亡。

**应急处理如下**

①迅速将病人转至阴凉、通风的地方,解开衣扣,平躺休息,用冷毛巾敷头部,并擦身降温。

②给予患者含盐的清凉饮料。

③对于重症中暑者还应迅速送至医院。

④重症中暑昏迷者可用手指掐人中穴、内关穴及合谷穴等。

### 4. 酗酒中毒

醉酒是由于一次性饮用大量的酒类饮料后引起中枢神经系统出现兴奋或抑制的状态。其中,饮用白酒引起的酒精中毒居多。

**应急的处理如下**

①轻度中毒者只需卧床休息,注意保暖。

②呕吐者需侧卧,神志不清的要立刻送医院。

③可给予醉酒者适量解酒药。

④呼吸、心跳停止者应立即进行心肺复苏。

⑤醉酒严重者应立即送至医院救治。

### 5. 眼烧伤

各种化学药品的溶液或粉尘意外进入眼内,或紫外线灯光直接照射等,都有可能引起眼灼伤。

**应急处理如下**

①当眼睛被化学药品灼伤后,一定要立即就地用清水冲洗眼睛。

②冲洗时液体不要溅到未受伤的眼睛里。

③不要用手揉眼睛,以免使伤害加重,或增加感染机会。

六 如何应对突发情况

④把整个面部泡在水里,连续做睁眼、闭眼的动作。

⑤冲洗后,用清洁敷料覆盖保护伤眼,迅速前往医院进一步治疗。

## 6. 烫伤

烫伤是由高温、化学物质或电引起的皮肤和肌肉的损伤。

**应急处理如下**

①伤者要迅速脱离现场。

②衣服着火时应迅速脱去或就地滚动灭火,也可浸入水中灭火,再用剪刀剪开衣物,严禁用手拍打火焰,化学烧伤时应立即脱去被浸染衣物,用大量清水持续冲洗创面 30~60 分钟。若为生石灰烧伤,应用干布将其擦去后再用清水冲洗。沥青烧伤,用水冷却结块后连同烧毁的表皮整块揭去。

③要快速冷却降低表面温度。

④不要用手乱抓乱摸烫伤部位,以保护创面。

⑤不可使用烫伤药膏或其他油剂,不可穿破水泡。

⑥严重者急送医院。

## 7. 烧伤

由火焰、高温固体和强辐射热引起的损伤称之为烧伤。局部变化分三度：一度因血管麻痹而充血，二度形成充满血清的烧伤水疱，三度组织损伤。

**应急处理如下**

①迅速脱离现场。

②维护呼吸道通畅。

③冷却降低表面温度。

④用干净的布料保护创面。

⑤烧伤面大的要急送医院。

## 8. 冻伤

在严寒的环境里，如果没有必要的防寒设备，手，足，面部等就很容易引起冻伤。

**应急处理如下**

①易受冻部位涂凡士林或其他油脂类，以保护皮肤。

②受冻部位不宜立即烘烤及用热水浸泡。

③未破溃的冻疮可用促进血液循环的药物。

④用辣椒煎水局部烫洗。

⑤已成溃疡时用5%硼酸软膏、红霉素软膏或猪油蜂蜜软膏等涂擦并包扎。

⑥严重的要送医院。

## 9. 猫狗抓伤

被猫狗抓伤后,除了一般的皮肤感染之外,最容易染上狂犬病。狂犬病是由狂犬病病毒所致的急性传染病,人兽共患,常见于犬、狼、猫、蝙蝠等肉食动物。人多因被病兽抓伤、咬伤而感染发病。

**应急处理如下**

①就地清洗伤口。

②先清洗、再止血。

③伤口一般不宜缝合或包扎。

④送医急诊,进一步处理伤口,接种狂犬病疫苗。

⑤如果一处或多处皮肤形成穿透性咬伤。伤口被犬的唾液污染,必须立刻注射疫苗和抗狂犬病血清。

## 10. 蛇咬伤

毒蛇咬人,将毒液注入咬伤伤口,经淋巴液和血液循环扩散,引起局部或全身中毒,威胁生命。蛇毒液的毒作用机制很复杂,主要有神经毒、血液毒、肌肉毒。

**应急处理如下**

①尽可能辨识咬人的蛇有何特征,搞清蛇的种类,便于治疗。

②保持冷静。

③立即缚扎。

④切开伤口,排除毒液。

⑤立即送医。

⑥伤病者不可食用酒、浓茶、咖啡等兴奋性饮料。

## 11. 蜜蜂蜇伤

蜜蜂蜇伤严重时可引起过敏反应,出现荨麻疹、喉头水肿、支气管痉挛等。此外由蜂蜇伤而引发的过敏性休克、血压下降、窒息等还可能致命。

**应急处理如下**

①被蜂蜇伤后,其毒刺有时会留在皮肤内,应先用肥皂水或清水清洗伤口,消毒伤口,再将断刺挑出。

②局部可用南通季德胜蛇药以温水溶后涂在伤口周围。

③有过敏反应甚至出现休克者,应及时就医。

## 12. 昏厥

昏厥是一种突发性、短暂性的急性脑缺血缺氧,引起一时性意识丧失、肢体姿势性张力丧失而跌倒的一种伤害性疾病。约有 1/3 的病例可重复发生。原因主要有两类:功能性与器质性晕厥。功能性常见于体质虚弱或血管神经功能不稳定的伤病者。器质性多见于心脑血管性异常,引起心搏出量急剧降低。

**应急处理如下**

①一旦发生晕厥,不要惊慌失措,要镇静处理。

②解开衣领和腰带,取头高脚低姿势平卧,维持呼吸道通畅。

③紧急搀扶,缓慢倒下,避免突然晕倒而引起的伤残。

④注意保暖和安静,保持室内空气清新。

⑤如为心源性、血管性、出血性、过敏性昏厥,应立即拨打 120 急救电话,送就近医院急救治疗。

## 13. 抽风

是一种由多种原因引起神经元突然放电导致的短暂性脑功能紊乱的慢性疾患。其特征是发作性、复发性神智情感方面障碍和自然缓解性。发作间歇病人一切正常。发作时的突然意识丧失可能造成意外伤害,癫痫持续状态可危及生命。

**应急处理如下:**

①癫痫大发作时应迅速搀扶患者,顺势让病人躺下。

②癫痫大发作时,应将伤病者头侧方向,以便分泌物流出。另外,将伤病者颈部扣子解开,以保持呼吸道

通畅。

③保护舌头,将一块缠有纱布的压舌板或筷子塞在病者上下磨牙之间。

④癫痫强直期,应一手托着病人颈部稍用力,以防止其颈部过伸引起损伤。

⑤癫痫抽搐时,不要用力按压病人肢体,以免造成骨折,也不要采取掐人中的办法。

⑥立即给病人肌肉或静脉注射镇静剂,还应对病人行为严格限制,确保安全。

⑦癫痫抽搐不止,应立即送医院救治。

## 14. 切割伤

皮肤、皮下组织或深层组织受到玻璃碎片、刀刃等锐器的划割而发生破损裂伤,称为切割伤。伤口特点是比较整齐,面积小、但出血较多。严重的可切断肌肉、神经等,甚至使肢体切离。

**应急处理如下**

较浅的、长度在 0.5 厘米以内的切割伤,伤口需压迫止血,后用碘酒、酒精消毒,涂上红药水或外贴创可贴,几天即可愈合。较深的切割伤或手指切断,先要镇静,将伤指上举,捏紧指根两侧,压迫止血,用干净纱布包扎,断下的指头亦用干净纱布包好,急送医院,天热时可低温保存后急送医院。一般切割伤需在医院清洗伤口后缝合,缝针越细,越密,则术后疤痕越小。断掉的指头用干净的布包好,可在医院急行断指显微镜下再植,成活率比较高。

## 15. 头颅损伤

头颅损伤是因车祸、地震、塌方、战伤、摔伤等作用头部引起的损害。

**应急处理如下**

①查看患者头部受伤情况,判断神志是否清楚、解除头部戴物。

②对神志清楚的头皮出血者,应先行压迫止血包扎,再组织送医院。

③对危重伤病者,应保持呼吸道通畅。对脑组织膨出者需用皮带圈起或搪瓷碗等物扣在膨出组织周围。

④选择合适的运输工具,及时送往医疗机构救治,注意要对伤病者禁食、禁水。

## 16. 胸部外伤

胸部外伤是因车祸、施工事故、挤压、战伤、锐器伤等因素引起的胸部损害、如胸部挫伤、肋骨骨折、气胸、血胸、肺裂伤等。

**应急处理如下**

①观察伤病者意识是否清楚、有无呼吸困难、胸部受伤情况。

②轻者,做一般处理。先让伤者保持安静,在对普通伤口作包扎处理。

③对重症患者,如开放性气胸,救护措施如下：对伤病者进行封闭式包扎,如有肋骨骨折需进行肋骨固定,伤病者取半卧位,侧向伤侧。昏迷者取卧位,头偏向一侧,并及时送往医疗机构救治。

## 17. 腹部外伤

腹部因多种因素的作用引起的不同伤害。较常见的伤害有开放性腹部损伤和闭合性腹部损伤。

**应急处理如下**

①观察伤病者伤部病情,有无皮肉外露,出血等。注意神志是否清楚,面色有无苍白等。

②对轻度损伤、神志清醒者,先用干净的毛巾或衣服盖上伤口。并作相应的针对救护措施,再送往医疗机构。

③对开放性腹部伤、肠管膨出者,应立即进行保护性包扎,不允许将肠管送进腹腔。

④对腹部闭合伤,应注意观察伤情变化,及时送医疗机构救治。

⑤取平卧位,双腿屈膝,双膝用条状三角巾固定,膝下用被子或枕芯垫起。

⑥应禁食水,保持安静,小心转运。

⑦已刺入胸腹部的利器,千万不要自己取出。应就近找东西固定利器,并立即将伤者送往医院。

## 18. 脊柱骨盆损伤

因地震、塌方、车祸、坠落、施工意外等伤害因素,造成脊柱或骨盆损伤。常见的有颈椎、胸椎、腰椎骨折和骨盆骨折。

**应急处理如下**

①骨折的正确现场急救和安全转运是减少患者痛苦、防止再损伤或污染的重要措施,其中最要紧的是妥善固定。

②肢体骨折时,用夹板固定最好,其次可用木棍、木板代替,如无代替物,上肢骨折可绑在胸部,下肢骨折同另侧健肢绑在一起,亦可起到暂时固定的作用。

③脊柱骨折则应平卧于床板或门板之上,避免屈曲、后伸、旋转。如为开放性骨折,则应用急救包或清洁布类包扎。

④搬运或运送到医院的过程中要注意保持固定。如骨折合并颅脑损伤及其他重要脏器损伤,要密切注

意神智和全身状况的变化,并迅速送往就近医院抢救。

## 19. 手指断离

是指掌指关节以远的手指离断。分为完全离断伤指和不完全离断伤指。

**应急处理如下**

①设法从机器中取出断指。

②对创面进行压迫包扎。

③对不完全性断指进行固定性包扎。

④断指的保藏和速运,断指一般无需清洗,用无菌或清洁的物包扎好,采用干燥冷藏的方法保存起来。应随伤者同时送往医院。

## 20. 四肢骨折

根据骨折端是否与外界相通分为:闭合性骨折和开放性骨折。

**应急处理如下**

前臂骨折固定:

①夹板固定法:损伤部位包扎后,将夹板放置于伤臂外侧,然后再用三角巾折叠成带状分别固定于损伤部位两端,再用三角巾将前臂屈肘悬吊于胸前。

②无夹板固定法:损伤部位包扎后,先用三角巾将

伤臂悬吊于胸前,再用三角巾将伤臂固定于胸廓上。

上臂骨折固定:

①夹板固定法:损伤部位包扎后,将夹板放置于上臂外侧,然后用两块三角巾分别固定于损伤部位两端,再用三角巾将前臂吊于胸前。

②无夹板固定法:损伤部位包扎后,先用一块三角巾作小悬臂带,将伤臂吊于胸前,再用另一块三角巾折叠成宽带,将伤臂固定于胸廓上。

小腿骨折固定:

①夹板固定法:损伤部位包扎后,将夹板放置于伤肢外侧,关节处加上棉垫,然后用5块三角巾分别依次固定骨折两端、膝关节、踝关节及大腿。

②无夹板固定法:损伤部位包扎后,将伤肢靠健肢固定,分别在膝、踝关节之间加上衬垫,然后再用5块三角巾分别依次固定骨折两端、膝关节、踝关节及大腿。

大腿骨折固定:

①夹板固定法:损伤部位包扎后,将长夹板放置于伤肢外侧,在关节和骨突处加上棉垫,然后用7块三角巾分别依次固定骨折两端、膝关节、小腿中段、踝关节、臀部及胸部。

②无夹板固定法:损伤部位包扎后,将伤肢靠健肢固定,在关节和骨突处加上棉垫,然后再用5块三角巾分别依次固定骨折两端、膝关节、小腿中段、踝关节、臀

部及胸部。

## 21. 心肌梗死

心肌梗死是由于冠状动脉粥样硬化、血栓形成或冠状动脉持续痉挛,使冠状动脉或分枝闭塞,导致心肌因持久缺血、缺氧而发生坏死。发作起来表现剧烈胸痛,心前区刺痛,持续数小时,面色苍白、焦虑不安等。

**应急处理如下**

①若身边无救助者,患者本人应立即呼救,并拨打120,在救援人员到来之前,可深呼吸,然后用力咳嗽。

②急救时患者应保持稳定情绪,不要惊慌。

③应保持呼吸道通畅。

④如病人昏迷、心脏突然停止跳动,家人应立即采取拳击心前区、使之复跳的措施。

⑤呼吸停止时要施行人工呼吸。

## 22. 心绞痛

心绞痛和心肌梗死一样,也是心脏病中较为常见的一种急诊。心绞痛时胸前有压榨紧缩、压迫窒息、沉重闷胀性疼痛,而非刀割样尖锐痛或抓痛、短促的针刺样或触电样痛,或昼夜不停的胸闷感觉。在少数病人可为烧灼感、紧张感或呼吸短促伴有咽喉或气管上方

107

六、如何应对突发情况

紧榨感。疼痛或不适感开始时较轻,逐渐增剧,然后逐渐消失,很少为体位改变或深呼吸所影响。

**应急处理如下**

①初发心绞痛者,往往未随身携带急救药品,不必过多担心会发生危险。

②对于初发心绞痛者,病人应立即停止一切活动,安静休息。

③立即给予硝酸甘油 0.5 毫克,舌下含服。也可用消心痛 10 毫克,舌下含服。同时等待急救车的到来。

## 23. 突发高血压

很多高血压病人的神经系统都处于不稳定状态,因此大多具有脾气急、肝火旺、心跳快等特点。因此血压可以突发性地增高,病人感到头痛头胀和头晕,情绪紧张。

**应急处理如下**

①一旦血压骤升,应立即口服一种短效降压药。如果血压不能降低,则要及时去医院就诊。

②作为家人和同事不要在病人面前惊慌失措,要让病人尽量避光,头部抬高,取半卧位,安静休息。

③人若神志清醒,要安慰他,服用复方降压片 2片,少饮水,并尽快送往医院救治。

## （二）如何应急处理自然灾害

有些自然灾害会在几天、几小时甚至几分、几秒钟内表现为灾害行为，像地震、洪水、飓风、风暴潮、冰雹等，这类灾害称为突发性自然灾害。这里介绍点相关知识，在遇到情况时会对你有所帮助。

### 1. 遇到地震怎么办

**（1）地震逃生**

地震发生时在室内怎样逃生

①地震后迅速撤离到安全的地方。

②避震应选择室内结实、能掩护身体的物体旁、易于形成三角空间的地方，开间小、有支撑的地方，室外开阔、安全的地方。

③身体应蹲下或坐下，同时抓住桌腿等牢固物体。

④保护头颈、眼睛，掩住口鼻。

⑤不要随便点火。

**（2）地震发生时在公共场所怎样逃生**

①听从现场工作人员的指挥，不要慌乱，不要涌向出口，要避开人流。

②就地蹲下或趴在桌椅下；注意避开悬挂物；用坚硬的物品保护头部；等地震过去后听从组织人员的指挥，有组织地撤离。

③在商场、书店、展览馆、地铁等处时,选择结实的柜台或柱子旁,以及内墙角等处就地蹲下,用手或其他东西护住头部;避开玻璃窗或柜台;避开高大不稳或摆放重物的货架;避开广告牌、吊灯等高耸悬挂物。

④在行驶的车内抓住扶手;降低重心,躲在座位附近,等地震过后再下车。

**(3)地震发生时在户外怎样逃生**

①就地选择开阔地逃生;趴下或蹲下。

②不要乱跑,避开人多的地方。

③保护头部,不要随便返回室内。

④避开高大的建筑物。

⑤避开危险物。

⑥避开危险场所。

**(4)地震发生时在学校怎样逃生**

①正在上课时,要在老师的指挥下迅速抱头、闭眼、躲在各自的课桌下或课桌旁。

②在操场或室外时,要原地不动或蹲下,双手保护头部。

③注意避开高大建筑物或危险物。

④震后应当有组织的撤离。

⑤必要时应在室外上课。

**(5)地震发生时在野外怎样逃生**

①避开山边的危险环境,避开山脚、陡崖。

②躲避山崩、滑坡、泥石流;遇到山崩滑坡,要向垂

直于滚石前进的方向跑;也可躲在结实的障碍物下,或蹲在地沟、坎下;特别要保护好头部。

**(6)地震发生后的应急处理**

①设法避开身体上方不结实的倒塌物、悬挂物或其他危险物。

②搬开身边可移动的碎砖瓦等杂物,扩大活动空间。

③设法用砖石、木棍等支撑残垣断壁。

④不要随便动用室内设备。

⑤闻到煤气及有毒异味或灰尘太大时,设法用湿衣物捂住口鼻。

⑥不要乱叫,保持体力,用敲击声求救。

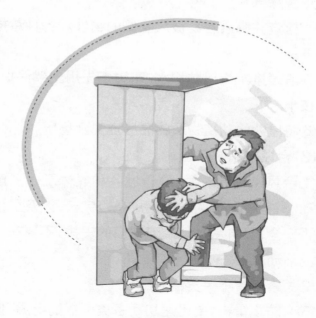

遇到地震怎么办

## 2. 遇到台风怎么办

### (1)台风来临前的应急

①在台风来临前,台风影响区人员要做好充分的准备,如熟悉逃生的途径,准备逃生所需的食物、净水、药品等,并且注意买好保险。

②位处低洼地区的居民,应暂时迁至高处安全地带;受地质灾害威胁的居民,应搬迁到安全地带。

③准备手电筒、收音机、食物及饮用水,检查电路,注意炉火煤气。

④检查并绑紧容易被风吹倒的物件。各种悬挂物应取下。

⑤清理排水沟以防积水,花树事先用支架保护,并修剪枝干。

⑥将屋外的动植物及物品移至安全场所。

### (2)台风来临时应急

①台风来临的时候,要通过各种媒体及时了解台风的动态,检查自己的准备措施是否完善,以及居住区域是否安全,要听从当地政府部门的安排,不要在危险范围内活动。

②关紧门窗不要贸然外出。

③为防止雷击,要迅速切断各类电器的电源,使用

电器时应注意防范火灾。

④如发现断落的电线,一定不要自行处理,应通知电力公司,以防触电。

⑤在山坡地的居民应提高警惕,提防山崩或道路塌方。

⑥路上突遇台风时,速往小屋或洞穴躲避。

⑦台风来临时如雨势突然减弱、雨骤停或可见阳光,这时可能处于台风眼经过时刻,不可贸然外出。

## 3. 遇到狂风怎么办

**(1)大风蓝色预警风暴应急要点**

①做好防风准备,注意了解大风的最新消息。

②妥善安置易受大风影响的室外物品。

③留意天气预报所述风向,同时应注意由于气流可能受到附近建筑物或地形的影响,局部地区的风力会特别的大。

**(2)大风黄色预警风暴应急要点**

①防止高空、水上等户外作业,撤离危险地带人员。

②港口、码头应注意防风。

参加水上运动或进行海上工作的人士应特别小心,以防大风及大浪带来的危险。

**(3)大风橙色预警风暴应急要点：**

①机场、码头、港口等单位应当采取措施，注意防风。

②人们应留在室内或到安全场所避风。

③近岸边的海面可能会有大浪及暗涌，附近居民切勿掉以轻心，应远离岸边，以保安全。

④所有在公路及高架桥上驾车的人士，应特别提防强劲阵风的吹袭。

**(4)大风红色预警风暴应急要点**

①进入特别紧急防风状态，要停课停业。

②有关部门应准备启动抢险应急方案。

③居住在临时搭建的住所或有安全隐患房屋内的群众，应及时撤离到安全地点。

④在外人员应特别注意被风刮起的碎片，必要时可就近躲在壕沟或者低洼地带，双手护住头部和颈部。

## 4. 遇到暴雨怎么办

**(1)暴雨黄色预警应急要点**

①及时通知易受暴雨影响的户外工作人员。

②有关部门应密切注意暴雨可能造成的城市内涝、山体滑坡等灾害。暴雨来临，应关闭窗门。

③切断低洼地带有危险的室外电源。

④疏散低洼地区易浸泡的物资，避免财产受损。

（2）暴雨橙色预警应急要点

①低洼、易受水害地区应注意做好防涝工作。

②建议暂停易受暴雨侵害的户外作业。

③住在低洼地区的居民应注意泄洪预警信号，防止水淹；出现积涝时应关闭电源、煤气等设施。

④要走地下通道或高架桥下面的通道。

⑤不要在流水中行走。

⑥在上述地方如发现水流湍急、浑浊及夹杂泥沙时，应迅速离开溪涧或河道。

⑦暴雨中开车应打开雨雾灯、减速慢行，尽量不要在出现水浸的道路上行走。

（3）暴雨红色预警应急要点

①幼儿园和中小学停课，学校和托幼机构应指派专人负责保护到校的学生和入园的儿童。

②开放临时避险场所，撤离危险地带的人员。

③各职能部门应做好相关防御准备。

④注意街上的电力设施。

⑤如住所可能出现严重水淹，应撤离住所，到安全地方暂避。

⑥连日暴雨，行人应避免停留在低洼区或山体附近。

⑦驾驶人员应注意交通状况变化，注意预防山洪，避开积水和塌方路段。

⑧如遇到洪水，水已经浸过车门，此时建议先弃

车,立即转移人员到高地。

## 5. 遇到高温怎么办

**(1)高温黄色预警应急要点**

①避免长时间户外或者高温条件下的作业。

②老人、小孩和体弱者应尽量避免在高温天气外出。

③避免脸、颈、手臂等部位长期在阳光下暴晒,应采取防晒措施。

④因中午太热,切忌中午游泳。

⑤盛夏酷热谨防中暑,家中要准备防暑降温的药品。

⑥高温天气应谨防食物变质。

⑦室内空调最佳温度是 25~26 度。

⑧高温天气行车时,容易疲劳瞌睡,驾驶员应注意睡眠。

**(2)高温橙色预警应急要点**

①建议 12~15 时停止户外或者高温条件下作业,并缩短连续作业时间。

②高温炎热注意防暑降温。

③避免长时间户外或者高温条件下的作业。在户外工作或者活动的人士,应多喝水不要过度劳累。

**(3)高温红色预警应急要点**

①建议停止户外或者高温条件下的作业,优先保障生活用电,开放临时避暑场所,有需要的人员可以到

指定的场所避暑。

②不要让小孩单独待在封闭的车内。

③露天停车场应注意定时洒水降温，预防车辆自燃。

## 6. 遇到严寒怎么办

**（1）寒冷黄色预警应急要点**

①留意气象台发布的最新降温信息，并作好防寒准备工作。

②相关部门应做好防御准备，开放临时避寒场所，有需要的人员可以到指定的场所避寒。提高警惕，多穿保暖衣服。

③注意煤气使用安全，保持室内通风。

**（2）寒冷橙色预警应急要点**

①及时通知户外工作人员采取防寒措施。

②各职能部门应采取措施，防止可能出现的霜冻、结冰等寒害。

③使用暖炉或暖风机时，应该注意消防安全，远离易燃对象，避免电力负荷过重。

**（3）寒冷红色预警应急要点**

①有关部门和单位采取措施，防止可能出现的霜冻、结冰等寒害。

②注意饮食规律，补充足够的水分，少饮酒。

③做好牲畜、家禽的防寒保暖工作。

## 7. 遇到雷电怎么办

(1)有雷电时不宜在户外作业或活动。关闭门窗和电器。

(2)不应在下列地方停留

小型无避雷保护的建筑物、车库或车棚;非金属顶的各种车辆及船舶或敞开式的各种车辆;山顶、山脊;开阔田野、各种停车场;游泳池、湖泊、或孤立的树下;铁栅栏、铁路轨道。

(3)雷击时,如果作业人员孤立地处在暴露区并感到头发竖起时应立即双膝下蹲、向前弯曲、双手触地,使电通过手臂传向地面。

(4)雷击时,应寻找下面地方掩蔽,如有防雷保护的建筑物、有金属顶的各种车辆及有金属壳体的船舶。

(5)发现有人触电后呼吸停止,要马上做人工呼吸。

## 8. 遇到泥石流、山体滑坡怎么办

(1)当处于泥石流区时,不能沿沟向下或向上跑,而应向两侧山坡跑,不要停在土质松软、土体不稳定的斜坡。

(2)不应上树躲避。应避开河道弯曲的凹岸或地方狭小或高度又低的凸岸。

（3）滑坡的躲避：应向垂直于滑坡前进的方向逃跑；滑体上的人应尽快跑出到安全地段。

（4）崩塌体积小，距离不远，崩塌往往伴随滚石造成灾害，躲避时也要往两侧跑。当逃跑来不及时，可以躺在地沟或陡坎下。

（5）长时间降雨或暴雨渐小后或刚停，不应马上返回危险区。

（6）当白天降雨量较多时，晚上或夜间必须密切注意降雨情况，最好提前转移至安全地方。

（7）密切注意泥石流、滑坡的发生、发展，减少、避免次生灾害发生。

## 9. 遇到海啸怎么办

（1）如果在海啸时不幸落水，要尽量抓住木板等漂浮物，同时避免与其他硬物碰撞。

（2）在水中不要举手，也不要乱挣扎，尽量减少动作，保持体力。

（3）尽可能向其他落水者靠拢。

## 10. 遇到火灾怎么办

（1）立即拨打 119 火警报警电话，利用各楼层的消防器材灭火。

(2)注意防烟,可用湿毛巾掩住口鼻,弯腰保持低姿势前进,呼吸动作要小而浅。

(3)火灾时烟火是往上钻的。因此,人只能向下撤离,不要向上撤离。

(4)要关紧房门。

(5)利用建筑物、阳台、避难层、室内设备的缓降器、救生袋、应急逃生绳等进行逃生。

(6)靠墙躲避。赶快逃离。

## 11. 遇到爆炸事故怎么办

(1)立即组织幸存者自救互助,并向 120、110、119 报警台呼救。

(2)设法尽快脱离事故现场,以避免损伤进一步加重。

(3)当呼吸及心跳骤停时,应马上进行心脏体外按压及口对口人工呼吸。

(4)窒息时,应迅速设法清除气管内的尘土、泥沙,头颈充分后仰。

(5)对四肢大出血者应在其近端上止血带,余处应压住患处及近端。

(6)包扎伤口、骨折临时固定,如同时伴有生物、化学及生物损伤,需防化人员配合,按不同情况进行现场处置,防止扩散,并将伤员分类送往医院。

# 摆脱贫困,心里要有个底

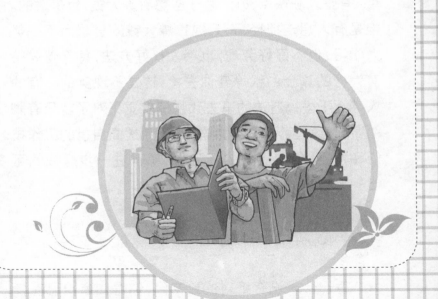

## 1. 脱贫致富心态很重要

想要脱贫致富个人的心态很重要：无论做什么，没有一个好的心态是不行的。脱贫致富是每位打工的都会这样想的。有的人心态非常不正确，想很快致富，恨不得一夜暴富，这是不符合实际的。打工开始也只能解决生活问题，或提高点生活质量而已。随着打工时间的积累，会有点钱物的积存和生活的提高，可以摆脱困境。有的人有做小生意的一些想法，收入会再增加点。有些人勤快点，办法多一些想着赚大钱，也是对的。但是有人想走捷径，天天抱着赚大钱的思想而不去努力学习，也不好好劳动，也不去找好方法，每天就等待有大把的真金白银等着你去捡，这是不现实的。有的人甚至于去搞违法的事去致富那就更不对了。只有脚踏实地，通过劳动和努力奋斗，不断提高自己的工作技能和水平，积累更多的经验，才能有进一步赚钱的可能。因此，脱贫致富要有一个好心态。

## 2. 了解自己的能力

每一个人没有绝对的致富经，你得知道自己有什么能力，自己有什么本领，会什么，能否吃苦，现在能做什么？当你了解到自己所有的特点后，利用你的能力，再加上努力，你就离目标不远了。但是成功的路很漫长。不要有过分的不切合实际的想法。要根据自己的身体，能力，知识的特点，做好本职的工作才是最实在的。

## 3. 经常要有一个乐呵呵的心态

怎样才能让我们快乐地工作呢？让我们调整自己的心态，不要这山看着那山高。带着忠诚去工作，用感恩的心去工作，在工作中体会乐趣。一个人的态度直接决定了他的工作行为，决定了他对待工作是尽心尽力还是敷衍了事，是安于现状还是积极进取，取决于你内心是否忠诚这份工作，有无感恩之心，有无工作激情和进取心。我们应该怀有感恩的心去工作。是国家，父母，同事，单位给了我们每一个人恩惠，我们就应该更努力地工作，不管环境如何，作为员工都应该恪守职责，忠诚于自己的工作，忠诚于自己的单位，不要浪费宝贵的时间去分析和抨击别人，去指责别人，重心要放在如何能尽善尽美地干好自身工作，并从中获得经验和乐趣，这才是最重要的。经常要有一个乐呵呵的心态，过好每一天是很重要的。

## 4. 有很多同事在身旁

有时要看看报纸和电视,听听歌曲,尽量能克服孤独感。这里我们给你推荐一首诗,反复朗读很有意思。

以前你不认识我,此刻我却认识了你,
也许只是擦肩而过,而你却向我伸出了手,
你轻轻从我身旁走过,渐渐转过你的头,
也许只是平凡的你,可熟悉的身影在我心头,
我不再孤单,也不再难过,因为有你在我身旁。
我不再茫然失措,因为有你们在身旁。

## 5. 如何克服焦虑

在众多的不良情绪中,焦虑对健康的影响最大。焦虑是指人们对环境中一些即将来临的、可能会造成危险和灾祸,或者需要做出重大努力的情况时所发生的一种心理状态。有很多的表现,是一种忧虑、恐惧和焦灼不安兼而有之的情绪反应。初次进城的农民工急于找工作时都会有焦虑的心境。如面容紧绷,愁眉紧锁,握紧拳头,为了解除肌肉紧张而咬指甲,用手

敲桌子或来回踱步,无法安静下来;睡眠不良,无法入睡,多梦或夜惊;有的人说话变得很快、不间断,声音提高或加大,有的人讲话变得犹豫甚至出现口吃;更有些人姿势僵直,手发颤,以至脸、手臂、肩或整个人都出现颤抖。

焦虑是许多疾病的致病原因和诱发因素。因此要有坚强的意志、开朗的性格、乐观的情绪、面对紧急局面良好的适应能力,来靠自己解除焦虑状态。真有这类情况,要和同事多聊天,把自己的难处与人说说,和弟兄们聊聊,缓解压力。

焦虑症在很多情况下都是由于自我心理因素所引起的,因此,克服焦虑可以通过以下方法,来慢慢地自我调节。

### (1)转移注意力

假使眼前的工作让你心烦紧张,你可以暂时转移注意力,把视线转向窗外,使眼睛及身体其他部位适时地获得松弛,从而暂时缓解眼前的压力。你甚至可以起身走动,暂时避开低潮的工作气氛。

### (2)睡眠充足

多休息及睡眠充足是减轻焦虑的一剂良方。

### (3)保持乐观

当你缺乏信心时,不妨想想过去有过的成就,或想想你成功的景象。你将很快地化解焦虑与不安,恢复自信。

### (4)来点幻想

这是缓解紧张与焦虑的好方法。幻想自己躺在阳光普照的沙滩上,凉爽的海风徐徐吹拂,幻想自己在阳光明媚下,闭着眼晒太阳,全身很暖和。幻想着通过自己的努力,将来会有更好的生活。试试看,也许会有意想不到的效果。

### (5)做做深呼吸

当你面临情绪紧张时,不妨做 10 次深呼吸,真的有助于舒解压力消除焦虑与紧张。

## 6. 如何克服自卑

自卑是指对自己的能力和品质做出过低的评价而产生消极心理活动,常常表现为忧郁、悲观、孤僻。自卑往往是什么工作都做不好的。

自卑心理是可以克服的。积极地与他人交往,扩大自己人际交流的圈子,主动地去感受他人的喜怒哀乐,自己的心理活动不会局限在自我的小圈子中,还可以多方位地认识他人和自己,由此来调整自我评价,提高自信心。当然,应该有意识地选择那些性格开朗、乐观、热情、善良、尊重和关心别人的人进行交往。如果交往的对象是那些心胸狭隘、盛气凌人、孤傲冷漠的人,则会更加加重自己的自卑心理。

## 7. 如何克服抑郁

抑郁是一种消极的情绪，它是遭受挫折、经历失败以后所产生的心理能量未通过外泄与释放，转为内郁而产生的沮丧和失望。

摆脱抑郁情绪的困扰完全要靠自己，每个人的一生都不会是一帆风顺的，总会遇到这样那样的困难和挫折，所以压抑、痛苦和彷徨是不可避免的。当评价自己时，不妨把自己当成一位尊敬的朋友和师长来爱护自己，善待自己，崇敬自己，这样心情会慢慢好起来，会逐渐体会到生活的美好。

## 8. 如何克服多疑

多疑是一种完全由主观推测而产生的不信任心理，也是一种自我暗示的心理。具有多疑心理的人，在认识事物的时候往往预先主观地设定一个框框，然后据此来观察事物，按框框来决定对所获信息的取舍，其结果是把生活中许多无关的事情来决定对所获信息的取舍。多疑心理是可以纠正的：

要加强积极的自我暗示，当自己的猜疑心越来越重的时候，要运用理智的力量进行"急刹车"，控制住自

七、摆脱贫困，心里要有个底

己的"胡思乱想"。应该进行正反两个方面信息的比较，一分为二地看待自己怀疑的对象，想办法加上一些"干扰素"。如"也许是我错了"，"也许他不是那种人"，"也许情况不是我想象的那么糟"等等。请自己信得过而又人品正派的朋友，帮助分析事情的来龙去脉，也会消除自己一些不适合实际的假象和推测。

其实是要相信别人，只有信任别人，别人才会真诚地待你。

## 9. 如何克服嫉妒

嫉妒是一种常见的心理状态。嫉妒心理的表现是这样的：发现别人强于自己时，会产生羡慕，此时，强者将会以此为动力，奋起直追，进行一番拼搏；弱者则会因此而产生负向情绪，由羡慕转向嫉妒。当自己无力或不愿意改变现状时，会产生极大的心理失落感，导致内心的忧虑和痛苦，从而转为嫉妒，以安抚内心的酸楚。嫉妒是人性的一个致命弱点，它常常和多疑、敏感、固执、死板联系在一起。嫉妒者不愿意接受现实，永远看不到自己的不足，总认为别人居心不良。法国伟大的现实主义作家巴尔扎克一针见血地指出了嫉妒对健康的危害："嫉妒者所受的痛苦比任何人遭受的痛苦都大，他自己的不幸和别人的幸福都使他痛苦万分"。其实我们都是平常人。各人都有优点和缺点，相互信任，相互配合,再大的麻烦事也会解决。

打工的每一个人到一个新的环境中,对周围的人、事、环境都会有一种陌生的感觉,需要适应。不管到了什么样的环境中工作,首先,要有自信心,认为自己干什么事情都能行,只有认识到通过自己的努力,自己一定能达到目标的,自己给自己鼓劲,只要有心理准备,就不会为一点困难而退缩。还要学会广交朋友,只有在朋友们推心置腹的话语中能给你一种安慰,一种大胆说话的机会,一种锻炼你的场合,让你不怕任何人,敢于表示自己的意见或建议,发表自己的见解。因为朋友能让你远离孤独,才能融入社会而获得快乐。快快乐乐每一天,穷开心也是一天。

129

能坚持正常的学习和生活

①良好的性格:脾气温和,性格开朗,与人为善,快乐助人,遇事不冲动。

②有良好的沟通能力:看问题比较客观和全面,能推心置腹地与人沟通,与人谈笑风生,不钻牛角尖,能适应人员和环境的变化。

七、摆脱贫困,心里要有个底

③有良好的人际关系：有一批知心朋友，与世无争，尊老爱幼，珍惜友谊，不和人斤斤计较，与人和睦相处。

④有良好的发展目标：喜好学习，工作努力，自我调节，实事求是，自得其乐。

## 12. 做个心理健康的人

在实际生活中，一个人的表现符合下面情况的话，说明他的心理是比较健康的。

● 与大多数人的表现相一致

一个人的心理是否健康，第一个最明显的标志就是拿他与大多数人的心理相比较。如他的面部表情，说话谈吐，四肢动作，待人接物等方面，应该与大多数人的表现是差不多的，也就是没有与众不同的地方，人家也不会感到你这个人怪怪的。这样的人，他的心理是正常的。

● 自己要有充分的安全感：如果一个人在正常的工作和生活环境里，应该是感到自由自在很安全的。如果你在这样的环境中老是疑神疑鬼，无中生有，对有的事情过分敏感，稍有不顺心的事就感到心生疑虑，甚至感到头晕眼花，大祸降临，对身旁的人不信任，产生不安全感，这样的心理是不健康的。

● 能坚持正常的学习和生活：一个正常的人，他在